ЗАК КУРЛАНД

ЙОГА

САМОСТОЯТЕЛЬНАЯ ПРАКТИКА ДЛЯ НОВИЧКОВ И ПРОФИ

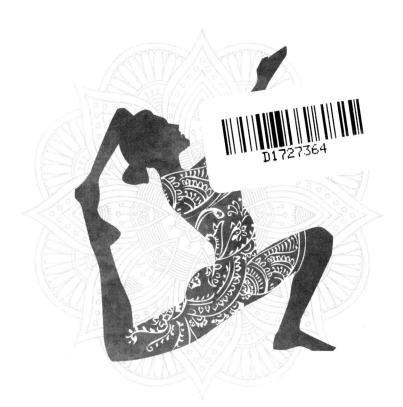

МОСКВА 2019

УДК 615.8
ББК 75.6
К93

Zack Kurland

MORNING YOGA WORKOUTS

Курланд, Зак.

К93   Йога. Самостоятельная практика для новичков и профи / Зак Курланд ; [пер. с англ. Е. А. Аржановой]. — Москва : Эксмо, 2019. — 240 с. : ил. — (Идеальная фигура).

ISBN 978-5-699-84569-9

Йога – это методика движения в сочетании с определенной техникой дыхания, через которую достигается гармония тела и духа, плод вековых традиций и верований Индии и Тибета, ранее доступных только избранным. Однако сейчас возможность освоить ее есть у любого желающего. Книга Зака Курланда — это простое и наглядное руководство по занятиям йогой, которое поможет вам начать заниматься или выйти на новый уровень мастерства. Шаг за шагом с помощью подробных описаний и иллюстраций вы сможете освоить все асаны, представленные в книге, улучшить обмен веществ, наладить работу органов дыхания и научиться получать удовольствие от йоги. В процессе занятий приходят ощущение спокойствия и заряд бодрости, поэтому лучший способ начать день — это начать его с йоги!

УДК 615.8
ББК 75.6

ISBN 978-5-699-84569-9

Книга посвящается Блоссом,
моему бессменному партнеру по утренним занятиям йогой.

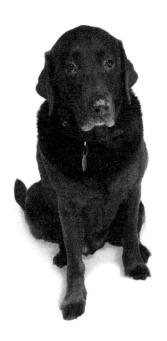

И моей жене Нине, и моему маленькому сыну Равви.
Наша семья и ваша любовь —
лучшее выражение моих занятий йогой.

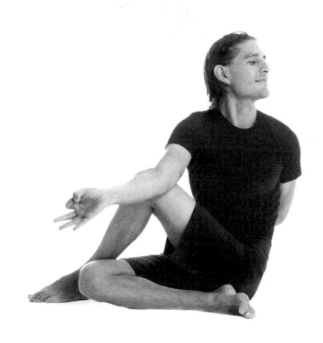

Содержание

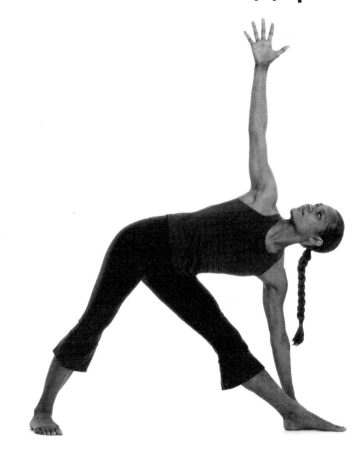

Предисловие

Вы открыли глаза, и день начался. Если вы решили позаботиться о своем здоровье и счастье и начать день с занятий йогой, эта книга поможет вам. Вы найдете в ней, пожалуй, один из наиболее эффективных способов получить заряд энергии на весь день. Йога — древняя система, которая развивалась столетиями на основе ведических, тантрических и буддистских традиций Индии и Тибета. В древних культурах йога использовалась как инструмент достижения освобождения и самореализации с помощью исследования природы дыхания, тела, ума и духа. Так почему мы выбираем йогу сегодня? Как это древнее эзотерическое учение помогает поддерживать форму и аккумулировать силы в современном мире?

С помощью тела мы познаем мир, испытываем ощущения, выражаем себя. В учении йоги предполагается, что счастье и свобода человека зависят от состояния его здоровья. Эмоциональное, физическое и духовное благополучие дает возможность развиваться и процветать. Йога отличается от всех прочих систем физических упражнений тем, что затрагивает все аспекты жизни. Асаны позволят развить гибкость и выносливость, стать более сильными. Доказано, что занятия йогой помогают оздоровить и сбалансировать пищеварительную систему, увеличить плотность костей скелета, улучшить работу легких и эндокринной системы. Здоровье физическое и духовное тесно взаимосвязаны. В йоге термин «тренировка» подразумевает не только развитие силы, но и возможность освободиться от напряжения. Позы йоги позволяют и избавиться от накопившегося яда стресса, и предотвратить или, по крайней мере, минимизировать его отрицательное воздействие на здоровье в целом. Здоровье тела и ума определяет состояние вашего духа, качество жизни и то, как вы взаимодействуете с окружающим миром. Йога дает вам инструментарий, с помощью которого можно развивать навыки постановки задач, концентрации и достижения целей, а также на более глубоком уровне укрепляет уверенность, воспитывает умение понимать и сострадать. Со временем эти качества будут проявляться не только во время практики, и очень скоро положительные сдвиги во взаимоотношениях, работе и взгляде на мир станут заметны.

Так все же зачем заниматься самостоятельно йогой по утрам? Если у вас есть желание посвятить начало дня своему здоровью и развитию, то вероятность успеха возрастает. Но простого желания недостаточно! Для достижения успеха йога требует постоянных усилий.

В самом начале своей практики йоги я посещал ежедневные вечерние групповые занятия после работы. Я был очень увлечен. Но из-за загруженности на работе и дома мне стало все труднее выбирать вечера для йоги. В дни, когда я был вынужден пропускать занятия, я испытывал дефицит сил. Тем не менее я не мог заниматься самостоятельно дома — у меня просто не хватало знаний и опыта. Но мне повезло, и я встретил учителя, который разработал для меня комплекс и посоветовал заниматься йогой по утрам. Так я получил возможность начинать занятия сразу после подъема и пожинать их плоды в течение всего последующего дня.

Эта книга упрощает занятия, потому что помогает понять систему йоги и является руководством для индивидуальной практики.

Утро — лучшее время для занятий йогой, поскольку по утрам не так много дел, отвлекающих ваше внимание. После пробуждения вы можете создать необходимые условия для занятий и получить максимальный заряд энергии, здоровья и счастья.

Для того чтобы начать активные утренние домашние тренировки и получать от них радость самоисследования, хорошее настроение и чувство свободы, я предлагаю вам использовать эту книгу как основу для понимания принципов йоги, ориентированной на дыхание. Независимо от возраста, опыта, состояния здоровья вы можете тренировать свое тело и дыхание. Йога дает ключ к пониманию возможностей тела, а значит, позволяет выйти за рамки, достигнуть нового качественного уровня состояния мышечной системы, скелета, органов и тканей. Древняя мудрость йоги предоставляет также много возможностей и средств для изучения тонких энергий и сил, являющихся основой жизни, сознания и духа. Йога не является путем развития сверхъестественных возможностей. Она учит принимать жизнь с радостью и энтузиазмом. Сочетание дыхания и движения в йоге позволяет снизить физическое напряжение, убрать энергетические блоки, а также избавиться от ложного ощущения изолированности от мира. Занимаясь йогой, мы знакомимся с энергией, дающей жизнь, — праной, которую получаем с дыханием. Накапливая прану через йогическое дыхание и тренировку, тело обретает большую силу и гибкость, ум — остроту, и вы получаете возможность использовать свой духовный опыт в различных жизненных ситуациях.

Из первой главы «Тело, дыхание и ум» вы узнаете, с чего начать занятия. Очень важно создать условия, позволяющие хорошо отдыхать во сне и просыпаться в хорошем расположении духа. Во второй главе «Утренняя энергия и готовность» вы найдете простые советы о том, как подготовиться к тренировкам, что и когда можно есть и пить для того, чтобы повысить эффективность утренних занятий. Кроме того, в этой главе речь идет о том, как подготовить помещение для занятий йогой, а также касается некоторых аспектов жизни, включая семью и домашних животных.

После того как вы познакомитесь с системой йогического дыхания, движения, основами анатомии, схемами поз, а также тонкими энергиями, можно перейти к физическим упражнениям, описание которых приведено в третьей главе этой книги «Разминка». Комплекс «приветствие солнцу» даст вам заряд бодрости — вы сможете ощутить благодаря навыку нескончаемую чистую энергию солнца как свою собственную. Начиная утренние занятия, да и вообще тренировки с приветствия солнцу, вы почувствуете свою связь с солнечным светом, с природой, разогреете тело и очистите дух.

Теперь вы готовы перейти к более серьезным тренировкам, включающим выполнение различных асан (поз), в рамках серий виньяс (или последовательностей различных асан), приведенных в этой книге в соответствии с уровнем сложности: начальный (глава 4), средний (глава 5) и интенсивный (глава 6). Каждая глава и уровень нагрузки включают три комплекса, рассчитанных на 15—20 минут, 30—40 минут и 50—60 минут. Комплексы разработаны таким образом, что вы можете избрать наиболее подходящий вашему расписанию, без ущерба для ежедневной практики. Комплексы, приведенные в главах 4—6, взаимосвязаны: постепенно растет количество и повышается сложность выполняемых асан, вы продвигаетесь вперед в комфортном для вас темпе и в удобное время. Три уровня сложности тренировок позволяют подобрать нагрузку, соответствующую вашему уровню подготовки. Более длительные утренние тренировки включают также пранаяму (дыхательные упражнения) для повышения эффективности дыхания и силы духа. Через осознанное выполнение дыхательных упражнений вы можете ощутить потоки энергии, текущей через тело, всецело пребывающей в настоящем моменте. Вы можете повысить эффект от занятий йогой с помощью произнесения мантр, визуализации и медитации, описание которых приведено в главе 7 «Визуализация и медитация».

Йога — это целый мир, объединяющий в себе различные традиции и методики. Вы можете выбрать течение, стиль или традицию благодаря советам учителя или на основании собственных предпочтений. Я предпочитаю использовать общие для всех направлений преимущества. Существует много путей развития, каждая традиция имеет свои достоинства, создающие разнообразие, придающие жизни вкус. Если что-либо в этой книге противоречит тому, чему вас учат, я прошу вас не замыкаться на собственном опыте, быть открытым и пытаться найти свой путь.

Благодарность

В первую очередь я хотел бы поблагодарить мою жену Нину за ее поддержку и терпение. Для того чтобы я мог писать, она пожертвовала всеми нашими совместными выходными, пока вынашивала нашего сына Равви. Я — ничто без твоей любви и веры в меня.

Также я хотел бы поблагодарить мою маму за то, что именно она привела меня на мои первые волшебные занятия йогой, когда мне было всего 9 лет, а также за то, что вернула мне йогу 15 лет спустя. Отдельную признательность я хотел бы выразить семьям Керланд и Кумар за любовь и жизнь. Я также глубоко благодарю Махиндер, Канта Деви и Шармас за то, что они открыли для меня свои сердца, дали мне кров и поделились со мной духом Индии. Большое спасибо Реви за то, что через свои лечащие руки поделился со мной секретами Аюрведы.

Также я хотел бы выразить свою благодарность моим чудесным, невероятным ученикам и клиентам. Вы дали мне возможность реализовать свою мечту и разделить с вами мою любовь и веру в йогу.

Большое спасибо моему редактору Манди Истин, литературному агенту Бобу Табиану, Мартину Бернару и всем сотрудникам издательства «Хьюман кинетик», поверившим в меня настолько, чтобы воплотить в жизнь эту книгу. Тибо и Джессике Фагонде, выразившим свою любовь к йоге через фотографии, использованные в этой книге. Ситву Руни, Кати и Олофу Волунду, проявившим беспрецедентную щедрость и предоставившим свою студию для создания фотографий. Мелиссе Форбс — за прекрасные рисунки Янтра. Керри Броун и компании «Лулулемон Атлетика», предоставившим одежду. Я почувствовал себя рок-звездой! Стефании Креатуро, Блоссом Лиелани и Пауле Турси — за претворение в жизнь методик занятий йогой из этой книги. Я благодарю вас всех за ваш вклад.

Также хочется выразить благодарность Лиц Дрейер, Ноан Хилсенрад и персоналу компании «Лернинг ворлд» за воздание моего веб-сайта. Большое спасибо всем учителям из проекта «Дыхание» за их желание делиться своими знаниями йоги. Кроме того, я хочу поблагодарить Марка Витвела за то, что он — истинный учитель и настоящий друг, а также Синди Лии и весь персонал «ОМ Йога» за их общество и поддержку в применении учения йоги в повседневной жизни. Отдельная благодарность Майклу Банду, Оои Ци Чонг, Мэтту и Рене Голдману, Гордону МакКормику, Гэйл Папп, Рону Росбрюху, Валерии Смалдон и Алану Струм за поддержку. Большое спасибо Т.К.В и Казустхубу Дезикачару за щедрость в распространении учения Т. Кришнамачарья в мире.

1

Тело, дыхание и ум

Солнце — источник жизни на земле, оно питает нас своей энергией. День приходит с восходом солнца. Начиная утро с занятий йогой, мы может слиться с бесконечным океаном тепла и света. Через дыхание и тело мы заряжаемся энергией восходящего солнца, накапливаем ее в коже, мышцах и костях. Древние йоги верили, что утро — самое благоприятное время для занятий йогой. Именно утром мы готовы воспринимать энергию солнца и природы. Поэтому веками сохранялась традиция посвящения утренних часов йоге.

Простые приемы сознательного управления дыханием и телом позволяют соединиться с бесконечным источником энергии — утренним солнцем. Дыхание является мостиком между человеком и окружающей средой, и это помогает осознать, что тело — это маленькая вселенная. Но для того чтобы действительно извлекать пользу из утренних занятий йогой, мы должны научиться осознанно управлять собой. В следующей главе мы рассмотрим простые упражнения, которые позволят формировать навыки занятий йогой, учитывая ваши индивидуальные особенности. Опираясь на философию йоги, вы должны исследовать свое дыхание с помощью специальных упражнений, учиться управлять процессом дыхания.

Полученный опыт поможет вам выполнять асаны (позы) и виньясы (связки), синхронизируя их с дыханием. Кроме того, эти навыки обеспечат прогресс вашим ежедневным тренировкам, приносящим удовлетворение и заряжающим энергией.

Дыхание — это учитель

Йоги говорят: «Дыхание — жизнь». Правильное дыхание имеет важное значение и является основой успеха в йоге. Концентрируясь на дыхании, каждый из нас может в полной мере практиковать йогу независимо от возраста и состояния здоровья. Смысл дыхания в том, чтобы давать жизнь всем существам, соединять их в единую цепь, связывать с природой. Исследуя собственное дыхание, мы можем открыть в себе скрытые резервы. Океан дыхания может разрушить ограничения и позволить развиваться в новом направлении, используя средства йоги.

Если, выполняя асаны, мы концентрируемся только на физической форме, то очень быстро можем столкнуться с ограничением: могу или не могу, хорошо или плохо, лучше или хуже. Уделяя внимание дыханию, мы делаем йогу доступной всем через ее единство и разнообразие, не ставя во главу угла стандарты позы, а также хорошую физическую форму, обычно ассоциируемую с йогой. Дыхание позволяет выполнять позы и указывает на необходимость остановиться и отдохнуть. Посредством дыхания мы можем развивать спокойствие духа, просто наблюдая ритмичные движения грудной клетки. Синхронизация движений с дыханием позволяет обеспечить безопасность занятий, предотвращает травмы, а также повышает терапевтический эффект от занятий йогой. Движения в позе в ритме дыхания создают плавность и помогают избежать концентрации только на позах.

Многие годы я наблюдаю постепенное развитие и расширение границ йогической практики, как собственной, так и моих многочисленных учеников. Благодаря дыханию процесс раскрытия происходит на структурном, мышечном и энергетическом планах. Делая выдох, мы можем избавиться от сопротивления в мускулах, а вдохи позволяют нам в полной мере насытиться живительной утренней энергией. Практикуя ориентированную на дыхание йогу, мы можем продвинуться дальше в понимании, постепенно открываясь и принимая новое знание.

В следующем разделе мы рассмотрим два дыхательных упражнения, которые помогут освоить правильное йогическое дыхание. Во-первых, вы научитесь правильно дышать, а во-вторых, устанавливать связь между движениями тела в самых простых асанах и дыханием. Техники, приведенные в этой книге, помогут вам оздоровить дыхательные процессы и продолжить их совершенствовать в процессе вашей практики. Несмотря на то что нет четко установленного правильного способа дышать, мы должны работать, осознанно регулируя глубину и длительность вдохов и выдохов, а также изучая специальные методики, позволяющие получить больший эффект от физических упражнений.

Дыхательные упражнения для связки

Это дыхательное упражнение является первым шагом в освоении дыхания по методике йоги в ходе тренировок. Использование этой методики позволит на клеточном уровне почувствовать то, что в Йога-сутре Патанжали называл слиянием йоги. Концентрируясь на дыхании, мы можем достигнуть слияния дыхания и нашего внутреннего «я». Избавляясь от негативных мыслей, можно более ясно увидеть свою истинную природу. Давайте выполним простое упражнение для медитации, которое позволит почувствовать единство дыхания и тела.

1. Лежа на спине, закройте глаза и расслабьтесь. Наблюдайте за естественным ритмом вдохов и выдохов.

2. Начинайте увеличивать глубину вдоха и делать более длинный выдох.

3. Для того чтобы понять границы дыхания, сделайте 6 максимально глубоких вдохов и длинных выдохов. Избегайте неприятных ощущений или напряжения.

4. Добавьте небольшую паузу между вдохом и выдохом, чтобы процесс дыхания делился на четыре части: вдох — пауза; выдох — пауза. Сделайте 12 глубоких плавных циклов, продолжая делать паузы.

5. Сделайте 6 глубоких вдохов и длинных выдохов без пауз.

6. Вернитесь к привычному ритму дыхания, просто наблюдая за движением грудной клетки, не прилагая усилий. Постарайтесь запомнить, как вы себя чувствовали, выполняя эту простую и в то же время мощную практику.

Это упражнение является прекрасным способом практиковать разделение цикла дыхания на четыре части и помогает установить границы дыхания. Выполняя его, вы, возможно, смогли заметить различные состояния своего ума. Каждая часть цикла дыхания обладает уникальными качествами. На вдохе мы получаем энергию природы. Задерживая вдох, мы можем в полной мере усвоить полученную энергию. С выдохом мы доказываем свою силу и в то же время освобождаемся от излишков. Задерживая дыхание на выдохе, мы получаем возможность расслабиться и почувствовать опустошенность и мягкость. Выполняя это упражнение, мы можем ощутить процесс дыхания на физическом, ментальном и эмоциональном уровнях. Отставим какие-либо суждения о правильности или мощности дыхания. Позвольте вашему дыханию быть двигателем вашего развития.

Теперь, когда вы научились концентрироваться на дыхании и осознавать его, необходимо научиться синхронизировать вдохи и выдохи с движениями тела. Следующее упражнение позволит соотнести осознанное движение тела с дыханием. Вторым вашим шагом в совершенствовании навыков йоги будет создание единства между дыханием, телом и сознанием. Далее в разделе книги, касающемся упражнений, мы будем более подробно изучать динамику и специфику выполнения асан и связок асан, которые повысят эффективность ваших утренних практик.

В древних текстах о йоге асаны описываются как позы, которые могут быть выполнены благодаря балансу устойчивости (стхира) и покоя (сукха). Во время тренировок мы научимся устойчивости и покою при выполнении асан, используя дыхательные упражнения. Утренняя тренировка дыхания, тела и сознания позволяет поддерживать баланс между устойчивостью и покоем, или силой и чувствительностью. После тренировки вы будете ощущать силу, стойкость, чувствительность и покой вашего физического, ментального, эмоционального и духовного «я» в течение всего дня.

Я уверен в том, что тело может отражать характер дыхания. Наша цель — дышать медленно и равномерно, без напряжения и усилий. Совершая движения внутри дыхательного цикла, мы сможем установить взаимосвязь, которая позволит поддерживать баланс устойчивости и покоя. Когда позы выполняются с напряжением, дыхание становится поверхностным или затрудненным, часто мы даже задерживаем дыхание. Слишком большое напряжение при выполнении дыхательных упражнений и движений может стать причиной растяжения или травмы. В таком состоянии невозможно получать и пропускать через себя энергию. С другой стороны, если мы не бдительны, наши асаны будут вялыми, а дыхание поверхностным. Если дыхание или мышцы тела слишком расслаблены, то нам не хватает силы для движения вперед в выбранном направлении. Одной из целей занятий йогой является установление и поддержание баланса противоположных, но необходимых качеств. С развитием практики мы будем видеть, как устойчивость и гибкость проявляются не только в асанах, но и в повседневной жизни.

Давайте сделаем еще одно упражнение, основанное на предыдущем и позволяющее добиться единства дыхания и тела. Когда мы сознательно совершаем движения в ритме дыхания, постоянство и спокойствие дыхания находят отражение и в теле.

1. Лежа на спине, вытяните руки вдоль туловища (см. рис. 1.1 а).

2. Как и в предыдущем упражнении, увеличивайте глубину вдоха и длину выдоха.

3. Добавьте небольшую паузу между вдохом и выдохом, чтобы разделить цикл дыхания на четыре части.

4. Начните вдох и секунду спустя плавно переведите руки вверх над головой, чтобы они были в одной плоскости с телом (см. рис. 1.1 б).

5. Начните выдох и секунду спустя плавно верните руки в исходное положение.

6. Сделайте 6 дыхательных циклов, начиная движение рук на секунду позже начала вдоха или выхода.

7. Во время упражнения старайтесь, чтобы вдох/выдох длился дольше, чем движение рук. Заканчивайте вдох/выдох на секунду или две позже завершения движения рук (возможно, вам потребуется поменять темп движения). Такое упражнение позволяет дыханию полностью раскрыться. Сделайте еще 10 циклов дыхания.

В этом упражнении движения тела напрямую зависят от характера дыхания. Далее мы рассмотрим другие простые методики дыхания, которые позволят правильно дышать без напряжения.

Дыхательное упражнение, которое мы сейчас проделали, является основным средством для достижения баланса устойчивости и покоя. Один из моих учителей по йоге часто говорил: «Мы можем обмануть тело, но дыхание никогда». Сознательно регулируя дыхание, мы можем передавать его качества, длительность, плавность и непрерывность телу в моменты движения и покоя.

Во время тренировок, прежде чем принять статическую позу, мы часто совершаем повторяющиеся или динамические движения. Это позволяет ус-

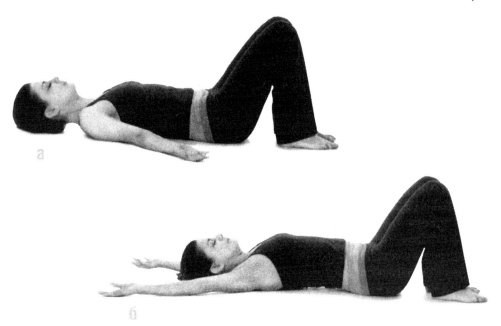

Рисунок 1.1. Дыхательное упражнение: (а) руки вытянуты вдоль туловища; (б) руки вверху над головой в одной плоскости с телом.

тановить связь между телом и дыханием, а также подготавливает нас к выполнению статических асан. Только так мы можем плавно выполнять виньясы и удерживать позы без растяжений и травм. Если мы пытаемся выполнить позу из практики йоги без предварительной подготовки, то можем почувствовать напряжение или сопротивление. Используя динамические движения для того, чтобы подготовиться к выполнению позы, мы поддерживаем связь между телом и дыханием и придаем нашим занятиям йогой большую глубину. Теперь, зная, как координировать дыхание и движения тела, мы можем перейти к следующему этапу: синхронизации дыхания с движениями мускулатуры брюшного пресса для развития силы и стойкости.

Дыхание для накопления энергии и улучшения пищеварения

Одним из плюсов утренних занятий йогой является то, что дыхание по методике йоги и утренние физические упражнения могут повысить ваш тонус в начале дня. Древние методики, описанные в этой книге, имеют большую ценность в нашем мире «высоких скоростей». Дыша глубоко, работая над позами, мы можем избавиться от вялости. А посвятив утренние часы йоге, вы получите удовольствие от пробуждения и нетерпеливого ожидания следующего утра.

Занятия йогой по утрам — прекрасный способ получить удовольствие, повысить тонус и стать более осознанным. Используемая энергия называется в йоге прана. Это энергия, которая струится в нашем теле и является основой нашей жизни. Йоги описывают прану как энергию жизни, которую мы получаем с дыханием и пищей. Я убежден, что мы получаем прану также от всего, что нас окружает, включая личные отношения, а также от того, что мы видим и слышим. Это основа жизни, также называемая раса или нектар жизни, необходимая для поддержания здоровья и счастья.

Теперь давайте рассмотрим, как мы получаем прану с дыханием и пищей. Основным вместилищем праны являются легкие и дыхательная система. Наше тело насыщается праной, вдыхая кислород и поглощая пищу, и распределяет ее с помощью кровеносной системы. Занимаясь йогой, мы стараемся повысить нашу способность насыщаться праной и максимально эффективно распределять ее по телу. При этом кислород и пища создают шлаки, которые должны быть выведены из тела. В йоге способность к очищению называется апана.

Возраст, образ жизни, привычки и накопленное напряжение формируют в нас физические, ментальные, эмоциональные и духовные блоки. В йоге считается, что основным источником блоков являются шлаки, которые скапливаются в области апаны, расположенной в нижней части брюшной полости. Дыхание и физические упражнения по системе йоги способствуют выведению шлаков, токсинов, избавлению от напряжения, которое мешает нам наслаждаться здоровьем и эффективно извлекать прану из кислорода и пищи. Таким образом, мы можем извлекать пользу из занятий йогой на физическом, ментальном и эмоциональном уровнях, повышая эффективность дыхания и улучшая работу систем пищеварения и выделения.

Согласно учению йоги можно сохранить или восстанавливать здоровье благодаря хорошему обмену веществ. Йоги называют способность усваивать внутренним огнем — агни. Агни располагается в средней части тела, в зоне желудка, печени, почек, желчного пузыря, т.е. органов, содержащих кислоты и желчь и отвечающих за усвоение пищи и выведение токсинов. Сила внутреннего огня, агни, сокращается в результате накопления шлаков в зоне апаны. Сила действия апаны направлена вниз в направлении выделения, за исключением дыхательного процесса, а именно выдоха, который поднимается по телу вверх. Задействуя мускулатуру нижней трети брюшной полости в процессе выдоха, мы тем самым сдвигаем накопленные в зоне апаны шлаки по направлению к зоне агни. Йоги считают, что шлаки сгорают в нашем внутреннем пламени, разжигая его и усиливая за счет дыхания. С уничтожением накопленных шлаков возрастает сила внутреннего огня, что, в свою очередь, позволяет более эффективно уничтожать шлаки и усваивать прану из пищи. Утренние занятия йогой очищают от накопленных за предыдущий день шлаков и токсинов и позволяют начать новый день освеженными, подготовленными к принятию пищи и энергии.

Использование мускулатуры брюшного пресса в процессе выдоха также позволяет укрепить нижнюю часть туловища. В результате мышцы верхней части тела и спины меньше напрягаются, расслабляются, становятся более подвижными. При этом эффективность дыхания повышается, и мы легко получаем прану с дыханием. Давайте рассмотрим еще одно упражнение, которое позволит задействовать мышцы нижней части брюшного пресса, снизить количество токсинов, улучшить метаболизм и работу пищеварительной системы.

1. Лежа на спине, положите одну руку на верхнюю часть грудной клетки, а другую — на нижнюю часть живота, чуть ниже пупка (см. рис. 1.2). Дышите спокойно, наблюдая за движением грудной клетки.

2. Постепенно начинайте выдыхать из нижней части брюшной полости. Для этого втягивайте живот к позвоночнику и выше к ребрам, передвигая руку вглубь и вверх. Закончите выдох, последней опустив руку, лежащую на груди.

3. Постепенно делайте более глубокий вдох, увеличивая его длину, поднимая ребра, расширяя верхнюю часть тела и поднимая руку, лежащую сверху. Углубляя дыхание, обратите внимание, как давление вдыхаемого воздуха движется вниз к животу, приводя к подъему нижней руки.

4. Сделайте небольшую паузу между вдохом и выдохом, как в первом упражнении. Сделайте 10 дыхательных циклов.

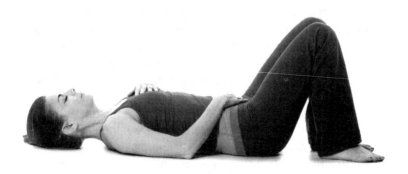

Рисунок 1.2. Положение рук на груди и нижней части живота

Приведенный тип дыхания несколько отличается от других методик, часто изучаемых в рамках занятий йогой. Но основной целью этого упражнения является использование мускулатуры нижней части тела в процессе дыхания для тренировки силы и стойкости, а также приближение зоны апаны к центру тела — зоне агни. Кроме того, естественные движения мышц, связанные с дыханием, улучшают процессы пищеварения и усвоения пищи, повышают эффективность дыхания, служат уничтожению шлаков, а также укрепляют брюшной пресс и спину.

Удджайи: Дыхание океана

Мы научились наблюдать за дыханием и регулировать его. Теперь мы должны научиться дышать, выполняя сложные позы и связки. Упражнения, которые мы будем рассматривать в этом разделе, учат использовать удджайи, или дыхание океана, чтобы регулировать дыхание при выполнении асан.

Удджайи является частью практики пранаямы и выполняется до или после асан. Пранаяма означает увеличение жизненной силы через дыхание. Удджайи представляет собой дыхательную методику, позволяющую регулировать дыхательные циклы и усилить практику йоги. Удджайи иногда называют «дыханием океана», так как при выполнении упражнения издаются звуки, похожие на плеск волн, набегающих на берег. Попробуйте немного сократить гортань или голосовые связки так, чтобы почувствовать легкое напряжение в горле. При правильном выполнении удджайи получается звук, похожий на шум спокойного моря. Упражнение позволяет оценить правильность дыхания по звуку и регулировать ритм вдохов и выдохов за счет сокращения дыхательных путей. Расслабляя мышцы верхней части тела, удджайи дает нам необходимую поддержку при выполнении асан. Как правило, легче научиться удджайи на выдохе, но со временем нужно научиться использовать эту методику на вдохе. Давайте выполним упражнение, которое позволит вам почувствовать дыхание удджайи.

1. Примите удобную позу сидя или лежа. Сделайте обычный вдох.

2. Откройте рот так, как будто вы собираетесь подышать на линзы очков. Слегка напрягите гортань и выдыхайте через рот, производя звук, похожий на шум океана. Если не получается напрячь голосовые складки, постарайтесь произнести вслух «ха», затем прекратите вокализацию звука, но сохраните напряжение голосовых связок. Повторите несколько раз, изменяя степень напряжения связок и гортани до тех пор, пока у вас не получится нужный звук.

3. Как только вы научились напрягать гортань и удерживать ее в этом состоянии, постарайтесь научиться производить такой же мягкий звук, вдыхая через рот. Если это кажется сложным, не отчаивайтесь: со временем обязательно получится. Продолжайте дышать ртом, снимая ненужное напряжение, постепенно смягчая вдохи и выдохи и делая их более плавными.

4. Закройте рот и дышите носом, стараясь издать такой же мягкий шелестящий звук, что и при дыхании через рот. Дышите носом и ртом попеременно до тех пор, пока не освоите оба варианта.

Вначале практика удджайи кажется сложной, но со временем это упражнение станет очень простым. Невозможно переоценить пользу дыхания удджайи для практики йоги. Некоторые утверждают, что без практики дыхания удджайи выполнение асан и виньяс не может считаться йогой. Вдохи по методике удджайи обеспечивают полное усвоение праны. Постоянная практика удджайи позволит регулировать частоту и глубину дыхания, не напрягая плечи и шею. Кроме того, удджайи, «дыхание океана», дает нам точку опоры для концентрации, перехода в медитативное состояние. Старайтесь использовать удджайи в ваших утренних тренировках, обращаясь к этой практике каждый раз, когда начинаете терять концентрацию. Обратите внимание на то, как удджайи помогает выполнению асан. Чрезмерное напряжение или, наоборот, расслабленность, как в зеркале, будут отражаться в волнах дыхания.

Попробуйте выполнить все приведенные ранее упражнения с использованием удджайи и обратите внимание на то, как растет способность к концентрации, упрочняется связь дыхания, тела и ума.

Можно использовать удджайи в качестве вспомогательной тренировки до или после основных занятий йогой. Эта методика позволяет отвлечь внимание от тела при выполнении пранаямы и сконцентрироваться на наблюдении за дыханием в статических позах. Удджайи можно использовать для достижения спокойствия, концентрации энергии, очищения ума. Ощутите пользу дыхательных упражнений, выполняя удджайи сидя или лежа, дыша свободно или в определенном ритме. Кроме того, регулировать интенсивность воздействия мы можем с помощью бандхи (читайте далее в этой главе). Я приведу конкретные методики, которые можно использовать при выполнении асан. Тем не менее важны интуитивные ощущения при выполнении удджайии и исследовании «внутреннего ландшафта» вашего дыхания, его связи с телом, умом и духом.

Нади содхана: Поочередное дыхание

Еще одной пранаямой, используемой для достижения баланса, ясности, умиротворенности ума, является нади содхана, или попеременное дыхание носом. Так же, как и удджайи, эта пранаяма может выполняться до или после тренировки, но в отличие от «дыхания океана» выполняется только в положении сидя на полу или стуле. В процессе выполнения этого дыхательного упражнения необходимо держать спину прямой и сложить руки в так называемую мудру, то есть жест, для того, чтобы регулировать задействованность ноздрей. Согласно учению йоги, пранаяма может уравновешивать противоположности: право и лево, мужское и женское начало, горячее и холодное, расположенные в каналах ида и пингала, идущих вдоль позвоночника.

1. Сядьте удобно. Вытяните правую руку вперед с раскрытой ладонью, развернутой вверх. Согните указательный и средний пальцы и коснитесь ими ладони (см. рис. 1.3 а).

2. Коснитесь правой рукой носа, поместив безымянный палец на левую ноздрю, а большой — на правую, чуть ниже костной перемычки.

3. Сделайте один полный дыхательный цикл, вдыхая и выдыхая через обе ноздри.

4. Закройте левую ноздрю средним пальцем и вдохните через правую (см. рис. 1.3 б). Задержите дыхание на несколько секунд, используя безымянный и большой пальцы. Закройте обе ноздри, опустите подбородок на грудь. Откройте левую ноздрю, отведя безымянный палец, и выдохните через нее. Задержите дыхание на несколько секунд.

5. Сделайте вдох через левую ноздрю. Закройте обе ноздри и задержите дыхание на несколько секунд. Освободите правую ноздрю и выдохните. Это один полный круг поочередного дыхания через нос. Во время

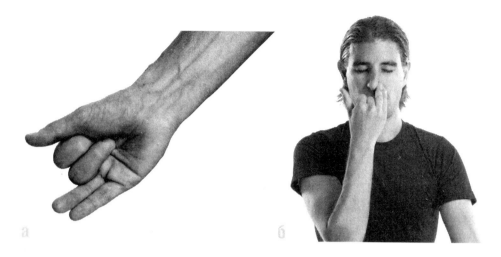

Рисунок 1.3. Поочередное дыхание: (а) положение пальцев, (б) положение руки.

упражнения подбородок должен подниматься от груди на дыхательные движения и опускаться на грудь в паузах между вдохами и выдохами.

6. Делайте 6 полных кругов, или 12 дыхательных циклов, завершая упражнение на выдохе через правую ноздрю.

7. Опустите руки вниз, дышите спокойно, наблюдайте свое состояние.

Тело и сознание

Теперь стали понятны важность дыхания и его связи с телом через ум. Как форма физических тренировок, йога дает нам возможность развиваться на всех уровнях: физическом, ментальном, эмоциональном и духовном. Несмотря на то что существуют другие виды тренировок, позволяющие развивать один или несколько аспектов личности, только йога позволяет работать на всех уровнях. Именно поэтому миллионы людей обращаются к йоге для восстановления, развития и преображения себя. Упражнения и позы йоги (асаны), а также связки асан (виньясы) — прекрасный способ, чтобы с помощью сознания задействовать все тело, формируя мышечную массу и повышая ее тонус. Выполняя асаны и виньясы для сохранения наполненности тела (синовиальной жидкостью), мы можем повысить общую подвижность через упражнения для позвоночника, корпуса, конечностей, активирующих весь диапазон возможностей. Позы выполняются внимательно и осторожно, чтобы не повредить суставы, связки, хрящи и соединительные ткани. Утренние занятия йогой позволят улучшить баланс и твердость тела посредством точно направленных мышечных усилий, а также защитят костную структуру через выполнение упражнений по распределению веса. Утренний ритуал йоги позволит повысить выносливость и стойкость, а плавное соединение асан и связок улучшит вашу координацию.

Выполняя асаны осознанно, вы почувствуете приток энергии на ментальном и эмоциональном уровнях.

Все люди имеют общее анатомическое строение и физиологию, но в то же время каждый из нас уникален — это касается роста, физической формы, характера и телосложения. Поэтому каждый нуждается в индивидуальном подходе к йоге. Но не надо всякий раз изобретать велосипед. Вероятнее всего, большинство из нас будут использовать различные вариации одних и тех же асан и, возможно, одних и тех же связок. Комплексы, приведенные в этой книге, являются эффективным инструментом, который поможет вам начать заниматься йогой по утрам.

Асаны

Асаны, или позы йоги, являются основной частью утренних тренировок и служат ключом к накоплению опыта и трансформации. Выполняя асаны, мы учимся тому, как с помощью дыхания наполнить энергией мышцы, кости, органы и ткани тела. В древности йоги обнаружили, что, имитируя животных и повторяя их естественные движения, можно сохранить здоровье, развить тело и расширить самосознание. Как мы уже обсуждали ранее, при выполнении асан необходимо поддерживать баланс силы и расслабления. Очень легко зациклиться на механическом выполнении асан, которые мы видели в книгах, на видео или даже в классах йоги. Вместо этого мы должны в первую очередь уважать свое состояние, потребности тела и прислушиваться к дыханию. Если относиться к сложным асанам как к запутанным экзотическим гимнастическим упражнениям, можно легко получить травму. У меня есть такой опыт. Допустив ошибку в занятиях, я повредил колено так, что для лечения потребовалась операция. Именно поэтому я предлагаю своим ученикам выполнять асаны синхронно с дыханием и всегда следить за положением позвоночника (рассмотрим в следующем разделе).

Асаны делятся на несколько основных категорий в зависимости от положения тела. Приведенная в книге классификация позволяет выбрать асаны, выполняемые стоя, сидя, лежа на спине, лежа на животе, или перевернутые позы. Некоторые асаны, например пинча маюрасана (стойка на предплечьях), которая является одновременно перевернутой позой и прогибом, могут быть отнесены к нескольким категориям.

Связка асан или переход из одной асаны в другую называется виньяса крама. Мы уже обсуждали ранее, что утренние занятия йогой обладают большим тонизирующим эффектом (брмхана). Виньясы, которые приведены далее в этой книге, предназначены для того, чтобы разбудить нас с помощью физической активности. Как правило, более простые асаны подготавливают нас к выполнению более сложных, и мы постепенно подходим к тому, что я называю высокими асанами, например урдва данурасана (полное колесо) или ширшасана (стойка на голове). Такие асаны легко выделить, поскольку обычно это самые сложные позы, вокруг которых строятся отдельные направления тренировок, или виньясы. Асаны, особенно высокие, изменяют наше тело на структурном, мышечном и энергетическом уровнях.

Для того чтобы после занятий достигнуть баланса и освободиться от боли, выполнение сложных поз должно сопровождаться расслаблением, направленным на устранение напряжения на мышечном, структурном и эмоциональном уровнях. После пребывания в некоторых асанах расслабляющие позы являются необходимостью. Расслабляющие позы можно выполнять на интуитивном уровне, подтягивая колени к груди или скручиваясь после выполнения глубоких наклонов. Виньясы, приведенные в этой книге, предлагают связки классических асан и расслабляющих поз, адаптированных для того, чтобы комплекс приносил максимальный терапевтический эффект, а также для снижения вероятности травм. Кроме того, приведенные комплексы позволяют при необходимости увеличивать сложность. Лучшим дополнением к таким занятиям станет общение с квалифицированным инструктором, чья интуиция и опыт позволят разъяснить сложные вопросы.

Йога и позвоночник

Мы только что рассмотрели термины, используемые в йоге для определения дыхательных упражнений, а также энергетических практик. Большинство асан, обладающих максимальным эффектом, ориентированы на работу позвоночника. Позвоночник формирует наше тело, и в нем размещается центральная нервная система. Начинаясь в мозге, центральная нервная система переходит в спинной мозг и далее распространяется в конечности. Асаны должны задействовать позвоночник, увеличивая его подвижность и силу, но не создавая чрезмерного напряжения или растяжения. Повышая качество, интенсивность и длительность нагрузки при выполнении асан, мы используем дыхание.

Позвоночник начинается в нижней части черепа и заканчивается копчиком. Центральная нервная система начинается мозгом и продолжается спинным мозгом, заключенным в позвоночном столбе, расширяясь сетью периферической нервной системы, охватывающей все тело. Жизненно важные органы, заключенные в системе костно-мышечного скелета, расположены вдоль позвоночника. Дыхание и позвоночник тесно взаимосвязаны — реберная клетка и диафрагма крепятся к позвоночнику. Изгиб и форма позвоночника создавались природой в ходе миллионов лет эволюции, чтобы появилось уникальное вертикальное расположение. Позвоночник обладает одновременно гибкостью и жесткостью. Развивая навыки выполнения асан и виньяс, ориентированных на движения позвоночника, мы можем получать больше удовольствия и достигать лучшего результата в занятиях йогой. В ходе занятий необходимо изучать все возможности позвоночника, используя движения плеч, бедер, ног и рук.

Позвоночник состоит из нескольких отделов. Шейный включает 7 позвонков, грудной — 12 (от верхней до средней части спины), поясничный — 5 и крестцовый — 5. Структурно позвоночник изменяется сверху вниз, обеспечивая большую подвижность верхней части и повышая устойчивость нижней части. Позвоночник имеет четыре изгиба. Первый изгиб в районе шейного отдела — лордоз, второй в грудной части — кифоз, третий — лордоз в районе поясничного отдела и четвертый — кифоз (обратный выгиб) в крестцовом отделе. Это естественные изгибы позвоночника, обладающие различной глубиной.

Постоянные занятия йогой помогут выправить или даже избавиться от таких нарушений, как впалая грудная клетка или сутулая спина. Эти нарушения очень часто являются показателем накопившегося стресса, напряжения или недостатка сбалансированности костной структуры в целом, что грозит остеопенией или остеопорозом. Кроме того, существуют естественные изгибы позвоночника по горизонтали. В самых серьезных случаях, например при сколиозе, такие изгибы сопровождаются вращательным нарушением и создают дискомфорт. Йога также может помочь исправить эти отклонения, минимизировать болевые ощущения, затормозить дальнейший прогресс искривления, в том числе у тех, кто не страдает искривлением.

Позы йоги позволяют задействовать позвоночник в самых разных движениях. Давайте рассмотрим некоторые из них.

- **Сгибание** связано с сокращением передней части позвоночника при сгибательных движениях, выполняемых на выдохе.

- **Растяжение** связано с сокращением задней части позвоночника при прогибах, выполняемых на вдохе.

- **Скручивание** связано со скручиванием вдоль выбранной оси при скручивающих упражнениях, выполняемых на выдохе.

- **Боковое сгибание** связано с растяжением одной из сторон позвоночника при наклонах в сторону, выполняемых как на вдохе, так и на выдохе.

Все позы йоги заставляют позвоночник двигаться, при этом движение обладает одной или несколькими характеристиками из описанных выше. Запомните: легко повредить позвоночник, если требовать от себя больше, чем это возможно. Я в ходе тренировок часто повторяю: «Дышите и не перенапрягайте позвоночник». Поскольку во время дыхания происходят изменения как объема, так и давления, то позвоночнику при вдохе требуется больше места, чтобы позволить ребрам и грудой клетке расшириться. При этом мы можем увеличить интенсивность упражнения, вытягиваясь на выдохе. Вытяжение позвоночника при наклоне назад (прогибе) обычно выполняется на вдохе, в то время как наклоны вперед и скручивания более чаще связаны с выдохом. На выдохе возможно увеличить степень скручивания или глубину наклона, но для вдоха необходимо небольшое расслабление в позе, чтобы дать возможность совершить нормальное дыхательное движение. Обычно наклоны в сторону выполняются на выдохе, но в то же время возможно почувствовать вытяжение внешней стороны тела при наклоне в сторону и при вдохе. Приведенные выше четыре типа движения позволяют почувствовать глубинную связь позвоночника, дыхания и мышечной системы тела.

Центр силы

Используя во время выдоха силу нижней части тела, мы получаем первое знакомство с тем, что в пилатесе и йоге называется «центр силы». При занятиях йогой центр силы формируется за счет дыхания и задействования мышечной системы посредством трех энергетических замков — бандх. Первый замок называется мула бандха, или корневой замок, используемый, когда выдох начинается за счет диафрагмы таза и мышц нижней части брюшного пресса.

Со временем мы научимся развивать эту связь, усиливая основу. Можно расслаблять мула бандха до совершения выдоха, как это делалось в приведенных ранее дыхательных упражнениях, или сохранять напряжение замка во время вдоха. Вторая бандха — удаяна бандха, или верхний замок, формируется диафрагмой и мышцами верхней части живота. Эта бандха формируется естественным образом при увеличении глубины выдоха и напряжении мышц верхней части живота и средней части корпуса. В полной мере почувствовать наличие этого замка возможно в паузе после выдоха, задержав дыхание и подтягивая живот внутрь и вверх под ребра. Третья бандха — джаландхара бандха (шейный замок) — формируется при закрытии дыхательных путей, когда происходит задержка дыхания. Также этот замок может быть сформирован за счет вытяжения задней части шеи и приближения подбородка к грудной клетке в условиях контроля над дыханием.

Все три замка совместно формируют центр силы. Замки взаимосвязаны за счет использования дыхания и мускулатуры корпуса. Для снижения энергетического, структурного и мускульного перенапряжения при выполнении бандх необходимо регулировать интенсивность дыхания и потоки энергии. Бандхи — это естественное регулирование дыхания по системе йоги, а не некое действие, которое необходимо производить отвлеченно от процесса занятий в целом.

Давайте попробуем выполнить еще одно упражнение, которое позволит нам почувствовать центр силы, формируемый благодаря использованию возможностей мышц и дыхания через бандхи.

1. Лежа на спине, согните ноги в коленях и поставьте стопы на пол на ширине бедер (см. рис. 1.4 а).

2. Вдохните, наполняя грудную клетку, позволяя давлению распространяться в нижнюю часть брюшной полости. Задержите дыхание и почувствуйте джаландхара бандха.

3. Расслабьте шею и начните выдох, задействуя за счет мышц нижней части пресса мула бандха. На выдохе позвольте грудной клетке опуститься. Удерживайте мула бандха, сохраняя живот втянутым.

4. Освободите шею от джаландхара бандха, вдохните, переведите руки за голову и поднимите таз (см. рис. 1.4 б). Удерживая таз наверху, сделайте полный выдох, используя мула бандха и подтягивая живот.

5. Напрягите шею, формируя джаландхара бандха, задержите дыхание и опустите таз (см. рис. 1.4 в). Прислушайтесь к своим ощущениям в области диафрагмы или средней части тела — это и есть удаяна бандха.

6. Расслабьте шею и сделайте вдох.

7. Повторите упражнение 10 раз, прислушайтесь к своим ощущениям, постарайтесь выделить три бандхи в ходе выполнения этих простых дыхательных и двигательных приемов.

Использование бандх, или центра силы, позволяет улучшить функционирование пищеварительной и выделительной систем. В древности йоги, создавшие собственный язык для описания частей физического и тонкого тела, верили, что с помощью бандх йоги могут приближать нижнюю часть живота, или место расположения апаны, вверх и внутрь, ближе к средней части тела, к месту расположения агни. С подъемом диафрагмы таза, мула бандха, и подъемом диафрагмы и верхних мышц пресса в удаяна бандха объем энерге-

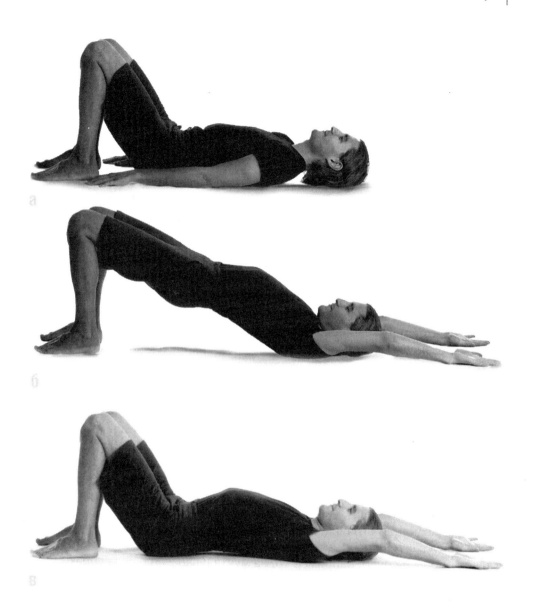

Рисунок 1.4. Упражнение на формирование бандх: (а) лежа на спине; (б) таз поднят, руки за головой; (в) таз опущен.

тических и физических шлаков, накопленных в нижней части тела, уничтожается внутренним огнем.

Бандхи возникают естественно в процессе дыхания, а осознанно вводя их в занятия йогой, можно развить силу, устойчивость и концентрацию.

С постоянной практикой мула и удаяна бандха повышается навык их использования и растет сила мышечного каркаса тела. Благодаря бандхам растет опыт и навык правильного выполнения упражнений за счет использования соответствующих групп мышц.

Выполнение асан

Необходимо быть осторожными при выполнении асан. Из-за существования большого количества школ йоги, каждая из которых по-своему определяет правильность выполнения тех или иных асан, в этом вопросе легко запутаться. Такая неопределенность является еще одной причиной, чтобы при выполнении асан и виньяс ориентироваться на дыхание и возможности позвоночника. За счет поддержания баланса стхирам (устойчивости) и сукхам (покоя) можно заметить, в какой момент и в какой части тела возникает перенапряжение или спазм.

Прислушивайтесь к дыханию и телу. Если чувствуете боль — расслабьтесь в позе или остановитесь и сделайте передышку. Постепенно сила и гибкость мышц будут увеличиваться, необходимо помнить правило: развитие мышц основано на постепенных движениях без перенапряжения.

В хрящах и связках, в особенности это касается коленей и плеч, плохое кровоснабжение и их травмы тяжело поддаются лечению. Бытует неправильное мнение о том, что для достижения результатов необходимо на тренировках проходить через боль или перенапряжение. Я советую прислушиваться к дыханию, чувствовать свои ограничения и совершенствовать навыки постепенно. Очень часто совершается ошибка, когда для достижения равновесия вес тела при выполнении асан переносится на суставы. Этого можно избежать, если немного согнуть нагружаемые суставы, тем самым будет устранено излишнее напряжение мягких тканей, а мышцы рук и ног будут работать с естественной нагрузкой.

При выполнении стоячих поз, например триконасаны (позы треугольника), не допускайте переноса тела на одну ногу, а при выполнении поз, требующих опоры на руки, например урдва мукха шванасана (поза собаки мордой вверх), — переноса опоры на плечи. Также во избежание перенапряжения или чрезмерного растяжения, скручивания и вращения необходимо следить за состоянием шеи и спины. Можно интуитивно вносить в общий графический рисунок позы небольшие поправки и упрощать техническое выполнение для того, чтобы оставить пространство для вдоха или задействовать мышцы нижней части брюшного пресса для формирования центра силы при выдохе. Концентрация внимания на дыхании позволит естественным путем достигнуть правильного рисунка при выполнении асан. Принятие каждой последующей позы должно занимать совсем немного времени. Затем необходимо удерживать единство асаны, постепенно регулируя взаимосвязь между телом и дыханием.

Нади и чакры. Тонкое тело в йоге

Пожалуй, самым правильным определением йоги является слово «единство», поскольку предполагается, что каждый занимающийся йогой имеет целью получить понимание и умение осознанно регулировать баланс различных аспектов собственного «я». При выполнении асан практикующий создает баланс между движениями тела и дыханием через осознанное развитие силы, стойкости, гибкости, координации и внутренней энергии.

Иными словами, занятия йогой оказывают воздействие на разум, приближая нас тем самым к медитации. Описанные ранее упражнения и изложенные тезисы являются фундаментом для дальнейшей практики.

Каждое занятие йогой имеет свою вполне ощутимую энергетическую ценность и оказывает воздействие на весь организм. Заглянув в себя, необходимо определиться с тем, что мы ждем от йоги — достижения лангхана (расслабления и избавления от накопившегося стресса), или брмхана (повышения тонуса, накопления силы), или же их баланса. Определившись с тем, что вам важнее в занятиях йогой, лангхана или брмхана, можно приступить к подбору степени интенсивности, типа и последовательности асан и дыхательных упражнений; а также длительности каждой тренировки. Утренние занятия йогой обычно относят к типу брмхана, поскольку в это время используется энергия начала дня и встающего солнца. Тем не менее в утренних занятиях должен быть баланс между напряжением и расслаблением, чтобы в начале дня чувствовать себя полными энергии и обновленными, а не выжатыми как лимон и измотанными. Я разработал общие правила для самостоятельных утренних занятий йогой. Таким образом, используя эту книгу, чтобы выбрать комплекс, который будет подходить именно вам, необходимо в первую очередь учитывать собственную индивидуальность и потребности.

Древние йоги изображали жизненную силу человека и его сознание как систему каналов — нади и чакр. В теле существует 72 000 нади, из которых три самые важные. Одна считается центральной и называется сушумна. Это центральный канал, проходящий вдоль позвоночника. Вторая — ида — женская, холодная энергия, связанная с луной, или ха, идет от левой ноздри. Третья, пингала — представляет мужскую, горячую энергию, связанную с солнцем или тха, и идет от правой ноздри. Сочетание этих двух противоположностей: левого и правого, мужского и женского, луны и солнца, горячего и холодного — и является воплощением хатха-йоги. Эти два канала (нади) пересекаются с сушумной в семи точках, называемых чакрами. Чакры представляют собой энергетические водовороты, расположенные вдоль центрального канала и отражающие физические проявления различных аспектов сознания. Можно перечислить следующие чакры.

- *Муладхара* — корневая чакра, расположенная в основании позвоночника. Энергетически эта чакра является отражением стабильности и поддержки, а также воплощением наших инстинктивных потребностей в пище, убежище и выживании.

- *Свадхистхана* — пупок или зона пупка. Эта зона отражает потребность в средствах поддержания жизни, размножении и общении.

- *Манипура* — солнечное сплетение. Это место расположения агни, зона, отвечающая за сжигание негатива, пищеварение, трансформацию и способность приспосабливаться к изменениям.

- *Анахата* — сердечная чакра. Эта чакра отвечает за нашу способность общаться, открытость, способность любить и получать любовь.

- *Вишуддхи* — шейная чакра. Эта чакра отражает нашу способность выражать свои мысли.

- *Ажна* — известна как чакра третьего глаза. Эта чакра отражает самосознание и возможность познания и понимания всеобъемлющей природы нашего «я».

- *Сахасрара* — чакра, расположенная на макушке. Эта чакра отражает нашу способность преодолевать физические ограничения и двигаться в сторону осознания себя единым целым со вселенной.

В основании сушумны, в зоне чакры муладхара, располагается то, что йоги называют кундалини. Мои учителя, описывая кундалини, говорили о том, что это некий предел в основании позвоночника, где встречаются ида и пингала, впадающие в сушумну. Это препятствие для потока жизненной силы, праны. Ранее в этой главе мы обсуждали, как минимизировать накопление шлаков в зоне апана, используя внутренний огонь и выдох. Для того чтобы сократить или уничтожить препятствие кундалини, можно, используя аналогичным образом мускулатуру нижней части живота, подтянуть зону к области внутреннего огня — агни. После уничтожения препятствий прана будет более свободно подниматься вверх по сушумне.

Я думаю, что эти термины йоги использовали скорее как метафоры для описания и объяснения связи позвоночника с тонкой энергией, существующей в человеческом теле и воздействующей на тело, дыхание, разум и дух. Есть много книг, подробно описывающих систему нади и чакр. Для того чтобы заниматься йогой по утрам, важно осознавать то, что мы существуем как энергетические существа в границах наших физических тел. У некоторых из нас те или иные черты характера проявляются ярче, чем у других, поэтому если мы будем прислушиваться к нуждам нашего тела, сердца и ума, то мы сможем извлекать максимум пользы из утренних занятий йогой.

Йога и другие виды физических упражнений

До сих пор мы обсуждали утренние занятия йогой как самостоятельные физические упражнения в начале дня. Ни для кого не секрет, что многие спортсмены и танцоры мирового уровня включают в ежедневные тренировки занятия йогой.

Для большинства из нас небольшое количество упражнений по системе йоги может быть использовано в качестве разминки или для расслабления до или после других тренировок. Например, у меня есть ученик, который очень любит играть в гольф. Его основной целью при первом нашем знакомстве было развитие гибкости, он был озабочен тем, что с возрастом ему становится все сложнее поднять ручку, упавшую на пол, или завязать шнурки. Как большинство профессионалов среднего возраста, он проводит много времени за рабочим столом или в машине. Гольф по выходным стал для него возможностью избавиться от стресса и получить удовольствие. Я предложил ему делать несколько поз йоги перед выездом из дома и посмотреть на результат. Вскоре он был сильно удивлен тем, как повысилась подвижность верхней части тела, ноги стали более сильными. Кроме того, он был удивлен тем, как повысилась его способность концентрироваться после 20-минутных занятий йогой перед игрой в гольф.

Мой ученик был рад, что стал лучше играть, делать более точные броски. Кроме того, он стал больше ценить простые радости — дни, проведенные на открытом воздухе с друзьями за игрой. Это лишь один пример, как с помощью йоги получать больше удовольствия от других видов отдыха.

Каждое утро решайте, сколько времени вы можете посвятить йоге, и выбирайте один из комплексов, представленных в этой книге. Подумайте, насколько интенсивным должно быть занятие, необходимо ли вам сохранить силы для других занятий. Нет смысла выбирать часовую тренировку высокой интенсивности, если вы планируете играть или уже играли в большой теннис в течение трех часов. Задача йоги заключается в увеличении потока энергии в тело — праны, повышении общего тонуса. Избегайте истощающих нагрузок и увеличения риска получить травму из-за перенапряжения. Если выбранный вами вид отдыха связан с физической активностью, выберите короткий расслабляющий комплекс сразу после таких занятий или же на следующий день, — это будет более эффективно и правильно.

Я расскажу историю о своей ученице, которая была поклонницей большого тенниса. Эта была дама сорока с небольшим лет, которая играла в теннис три-четыре раза в неделю в течение многих лет. Причем играла с большой отдачей и в очень агрессивной манере. Результатом ее занятий становилась боль в верхней части подколенных сухожилий и ягодичных мышцах, и она была вынуждена по пути домой прикладывать к больным местам баночки с охлажденными напитками. Первым моим советом было уменьшить нагрузку при игре в теннис и вообще сократить количество тренировок. Ее ответ был: «Ни за что!» В ее жизни теннис играл важную роль, а кроме того, удовольствие, которое она получала от игры, перевешивало боль. Решение заняться йогой стало для нее самым простым и эффективным способом избавиться от страха, что из-за болей она утратит способность хорошо играть в теннис. Каждый день перед тренировкой она выполняла в раздевалке 15-минутный разогревающий комплекс, а после игры — 10-минутный расслабляющий комплекс. Очень скоро она снова стала наслаждаться игрой в теннис без болей и экономить на покупке охлажденных напитков.

Я советую всем заниматься йогой по утрам в качестве разминки или восстановления после физических нагрузок, которые вы вынуждены совершать или от которых вы получаете удовольствие. Йога не требует отказа от других видов спорта — она помогает любой нашей активности. Для того чтобы получать больше пользы и удовольствия от таких физических нагрузок, как теннис, гольф, серфинг, пеший туризм, плавание, постарайтесь перед началом занятий выполнять 15-минутные комплексы йогических упражнений для того, чтобы разогреть мышцы и снизить риск травматизма, а после занятий — 15-минутные расслабляющие комплексы упражнений, чтобы избежать избыточного мышечного напряжения и болей, возникающих после очень интенсивных тренировок. Почувствуйте разницу и наслаждайтесь новыми ощущениями!

Как использовать комплексы, приведенные в этой книге

Для эффективного использования комплексов и методик, приведенных в этой книге, и их адаптации к своим возможностям необходимо соблюдать следующие правила: прислушивайтесь и уважайте свое дыхание и тело, работайте в комфортном для себя темпе, не боритесь с возникающими ограничениями.

Действуя таким образом, вы сможете постепенно развиваться и создавать вашу личную йогу. Помните, что некоторые асаны и виньясы вам подходят, а некоторые нет. Гибкий подход к тому, что действительно является йогой лично для вас, называется винийога, или эффективное индивидуальное использование средств йоги.

Для того чтобы создать собственную йогу, ответьте на вопросы, которые помогут выбрать безопасный, разумный и эффективный подход к утренним занятиям йогой.

1. Каков мой опыт в занятиях йогой?

2. В какой физической форме я нахожусь?

3. Каково состояние моего здоровья?

4. Сколько времени я могу посвятить занятиям йогой утром? В неделю?

Запишите свои ответы для того, чтобы при дальнейшем чтении книги вам было проще выбрать отправную точку, с которой вы начнете развиваться и расти с совершенствованием навыков и изменением потребностей. В книге содержатся простые инструкции для того, чтобы начать заниматься йогой. Необходимо выбрать начальный комплекс, на основании которого вы будете развиваться в ходе постоянных тренировок. Чем более вы последовательны в своих занятиях, тем лучше. Среди положительных результатов от занятий йогой можно перечислить увеличение силы, гибкости, умения концентрироваться, смягчение хронических и острых заболеваний, а также постепенно накапливающееся ощущение спокойствия. Все это достижимо при условии постоянных тренировок. По возможности постарайтесь заниматься каждое утро, но не менее трех раз в неделю.

2

Утренняя энергия и готовность

В предыдущей главе мы обсуждали методики дыхания, основы анатомии, философию йоги, асаны и пранаямы. Иными словами, мы заложили фундамент для наших занятий йогой. В зависимости от нашего настроения и жизненных обстоятельств мы просыпаемся и встаем с постели иногда бодрыми и готовыми к активным действиям, а иногда вялыми. Прочитав эту книгу, возможно, вы решите начинать свой день с йоги. Очень быстро утренние тренировки станут вашей второй натурой. Один из моих учителей говорил: «Занятия йогой должны стать такими же регулярными, как чистка зубов или поход в душ». Можете ли вы представить, что не почистили зубы или не приняли душ? Конечно нет! Утренние занятия йогой — это способ с помощью физических упражнений подготовиться к событиям дня и зарядиться энергией. Из этой главы вы узнаете, когда лучше принять душ или ванну, перейти к таким повседневным занятиям, как чтение, разговоры по телефону или написание электронных писем, а также что следует, а что не следует пить и есть и в каком объеме. Кроме того, мы подумаем о том, как совместить утренние тренировки с вашим стилем жизни, а также подготовить для занятий помещение, в котором могут находиться и ваши домочадцы, и домашние животные. И в конце концов мы обсудим необходимые приспособления, способы создания атмосферы и подбор музыки, которую можно использовать, поговорим о том, как начинать занятия и как их заканчивать.

Сон и пробуждение

Важны не только длительность и качество сна, но и то, как вы просыпаетесь. Необходимое время сна индивидуально. Так, например, кому-то требуется восемь часов сна каждую ночь, а для кого-то вполне достаточно пяти или шести часов. Вам необходимо определиться с тем, сколько вы должны спать, чтобы чувствовать себя здоровыми и отдохнувшими. Постарайтесь провести вечер таким образом, чтобы вы могли выспаться. Перед сном избегайте физических нагрузок, которые стимулируют активность, старайтесь не работать по вечерам на компьютере, откажитесь от просмотра жестоких или чрезмерно агрессивных фильмов в кино или по телевизору. Завершайте все активные действия за час или два до того, как пойти спать, зажгите свечи, почитайте, выпейте чашку травяного чая или теплого молока. Сделайте несколько дыхательных упражнений из тех, что мы рассматривали в предыдущей главе, или проведите сеанс медитации, сидя в тишине. Такие действия создают буфер между дневными делами и сном, дают возможность вашему телу, разуму и духу расслабиться для того, чтобы глубокий сон наступил быстрее.

Просыпайтесь в такое время, чтобы успеть позаниматься. Постарайтесь тратить на тренировку не менее 20 минут, а когда есть возможность, увеличивайте продолжительность занятия. Положительные результаты практики накапливаются постепенно, поэтому важна последовательность в занятиях, качество тренировок и намерение развиваться.

Постарайтесь не вскакивать, как только зазвонил будильник, а полежите немного, ощущая новый день и энергию восходящего солнца. Осознавая свою связь с энергией солнца, мы сможем помочь себе начинать каждый день со свежим восприятием и в хорошем тонусе. В рутине повседневных обязанностей очень легко начать негативно относиться к жизни. Постарайтесь наблюдать за ходом ваших мыслей при пробуждении. Вы вспоминаете, что нужно сделать, или думаете о проблемах и трудностях, с которыми столкнулись. Обратите внимание на сложившуюся тенденцию, постарайтесь мысленно вернуться к своему состоянию, к тому, как вы ощущаете себя при пробуждении. Прислушайтесь к звукам, откройте глаза, порадуйтесь новому дню, прежде чем встать с постели, а теперь почувствуйте положительные изменения.

Гигиена утренних занятий йогой

Как только вы поднялись с постели, идите в ванную, чтобы умыться и освежиться. Аюрведа, индийская система естественного оздоровления, являющаяся родной сестрой йоги, учит, что во сне тело освобождается от токсинов и шлаков, и они скапливаются на языке. Мой учитель в Индии требовал, чтобы первым моим действием по утрам после того, как я облегчался, была чистка языка и зубов. Только после этого я мог выпить воды или чая. Для этих целей я предлагаю воспользоваться специальным устройством для очистки языка. Вы легко сможете приобрести устройство для чистки языка, сделанное из меди или нержавеющей стали, в аптеке или через Интернет.

Легкими движениями от корня языка к кончику счищайте накопившийся налет. Повторите процедуру два-три раза, сплюньте и прополощите рот, затем приступите к обычной чистке зубов. Умойте лицо водой комнатной температуры, используя мыло из природных ингредиентов, промойте нос. Я предлагаю пользоваться подсоленной или морской водой для регулярной очистки носа, в особенности если вы страдаете проблемами с носовыми пазухами.

Постарайтесь очистить кишечник. Это нормально, если очищение потребует некоторого времени или для этого будет необходимо выпить чашку кофе или чая. Если вам потребуется отлучиться в ходе занятий, сделайте то, что требуется, и возвращайтесь к асанам. Йога обычно повышает активность выделительной системы.

Я советую принять душ или ванну после занятий йогой. Чем меньше у вас дел до начала утренних занятий, тем больше вероятность того, что тренировка будет. Если вам просто необходимо принять душ или ванну до начала тренировки, сделайте это при условии, что не забудете про саму тренировку. Душ после тренировки позволит вам привести себя в порядок и приступить к завтраку полностью обновленными, готовыми к дневной активности. Согласно учению Аюрведы для эффективного переваривания пищи наш внутренний огонь — агни — нуждается в полной концентрации. Ванна сразу после еды может привести к отвлечению энергий от процесса пищеварения, а также создает колебания температуры тела.

Пища и питье

До начала тренировки необходимо выпить стакан воды (250 граммов) для того, чтобы снабдить тело достаточным количеством жидкости, а также подтолкнуть естественную перистальтику организма. Тем не менее постарайтесь ограничить потребление жидкости перед тренировкой, чтобы не возникло ощущения тяжести. Избыток пищи или жидкости в желудке может привести к тошноте и несварению.

Я считаю полезным или даже необходимым выпить немного воды, чашку чая или кофе перед началом тренировки. Жидкость утоляет жажду и дает энергетическую подзарядку перед началом занятий. Кроме того, выпитая жидкость заставит работать кишечник, что позволит очиститься перед началом занятий. Помните, что чай и кофе имеют не только стимулирующее, но и мочегонное воздействие на организм. Поэтому я советую ограничиться одной чашкой чая или кофе (ни в коем случае не того и другого), чтобы ощутить прилив сил. Стакана воды или сока вполне достаточно для того, чтобы насытить систему жидкостью и подготовиться к тренировке. Пожалуй, наилучшим решением будет выпить перед занятием стакан фруктового сока. Сок не только решает проблему снабжения системы жидкостью, но и помогает отрегулировать баланс сахара в крови. Немного молока или чая также хорошо, но воздержитесь от того, чтобы выпить целый стакан молока перед тренировкой, — это может привести к выделению слизи, затруднению дыхания и потере ясности ума.

Обильное потоотделение во время тренировок положительно сказывается на открытии пор и очищении организма. Возможно, из-за обильного потоотделения вам потребуется восполнить количество жидкости. Вы можете пить по чуть-чуть во время тренировки или же выпить стакан воды после тренировки. Старайтесь не делать больших глотков, когда пьете воду. Это может привести к рвоте или несварению из-за выполнения наклонов вперед, скручиваний или перевернутых поз, в особенности стоек на руках или на предплечьях. Помните: не только наши действия на коврике, но и как и что мы едим и пьем до, во время или после занятий — все это является частью практики йоги.

Я настоятельно рекомендую ничего не есть перед утренней практикой йоги и подождать один-два часа после приема пищи перед занятием, если оно проходит днем. Сразу после приема пища находится в желудке, и необходимо некоторое время для того, чтобы она переварилась и опустилась вниз по желудочно-кишечному тракту. Выполнять позы йоги удобнее на голодный желудок. Кроме того, занятия йогой сразу после еды могут привести к несварению. Конечно, вы можете поэкспериментировать, но не говорите о том, что вас не предупреждали! Если вы знаете, что у вас может понизиться содержание сахара в крови, уважайте свои потребности, съешьте кусочек фрукта или что-то очень легкое, что позволит стабилизировать ваше состояние и предупредит внезапное падение уровня сахара во время тренировки. Если все же произошло падение уровня сахара в крови, остановитесь, отдохните, съешьте что-нибудь легкое или выпейте напиток, который позволит восстановить нарушенный баланс, после этого возвращайтесь к тренировке.

После того как вы закончили тренировку и приняли ванну, позавтракайте. Выбирая питательную и здоровую пищу, вы сможете повысить эффект от занятий йогой. Что следует есть после утренней тренировки? Существует множество мнений относительно того, что есть правильная диета для занятий йогой. Мой личный девиз относительно еды звучит следующим образом: «Ешь по чуть-чуть, но выбирай то, что необходимо». Многие верят, что йоги должны быть вегетарианцами из соображений здоровья и этики. Тем не менее многие в результате генетических особенностей, воспитания или стиля жизни отказываются от вегетарианства. Для того чтобы заниматься йогой или стать опытным практиком, вовсе не обязательно быть вегетарианцем. Отказавшись от догм, мы можем осознанно выбирать необходимый нам спектр пищевых продуктов. Для осознанного выбора диеты необходимо ответить на следующие вопросы: «Какая пища может быть названа здоровой?» «Какая пища приносит радость и почему?» «Кому мы вредим — себе или окружающим, выбирая есть или не есть определенные виды пищи?».

Пища, которую вы поглощаете после занятий йогой, должна насыщать, быть питательной, но при этом оставаться легкой. Со временем у вас сформируется интуитивное ощущение, позволяющее выбрать продукты. После тренировки и ванны вы чувствуете себя бодрыми и очищенными. Поэтому и пища должна насыщать вас энергией, не отягощая. В регионах с теплым климатом или в теплое время года я советую после тренировки съесть тарелку хлопьев из цельного зерна или мюсли с фруктовым соком или молоком (соевым или рисовым, если вы не едите молочные продукты). В регионах с более холодным климатом или в холодное время года я советую съесть тарелку горячих хлопьев или овсяной каши, подслащенной сиропом. Для невегетарианцев полезным источником белка в начале дня станут яйцо, сваренное вкрутую, или яичница, поджаренная на оливковом масле, тост из цельнозернового хлеба. Прекрасным дополнением к диете могут стать вегетарианские сосиски или соевый бекон. Изредка, не каждый день, побалуйте себя чем-нибудь вкусненьким, например булкой со сливочным или соевым сыром, копченой лососиной или же сладкой выпечкой.

После тренировок в пищу желательно включать свежие фрукты, йогурт и кефир, которые окажут положительное воздействие на работу пищеварительной системы. Старайтесь не есть жирных продуктов, например мясо или жирный сыр. Такая пища уничтожит чувство чистоты и легкости. Старайтесь выбирать только натуральные продукты, избегайте консервированных или химически улучшенных продуктов, включая фастфуд, выпечку, приготовленную в масле, газированные напитки. Я полностью уверен в негативном воздействии такой пищи, богатой жирами и рафинированным сахаром, на наше здоровье и самочувствие.

Для поддержания здоровья в качестве дополнения к разумной диете я предлагаю использовать некоторые естественные пищевые добавки. Во-первых, для поддержания физических сил и иммунной системы вы можете добавлять в утренние хлопья немного льняного масла, являющегося прекрасным источником омега-3 жирных кислот и антиоксидантов. Во-вторых, я предлагаю использовать аюрведическую пищевую добавку — чуванпраш, эта добавка имеет внешний вид и вкус сладкого джема. Она абсолютно безопасна, богата железом и содержит большое количество индийских трав, стимулирующих рост жизненной силы, энергии, а также работу иммунной системы. Кроме того, эта добавка содержит большое количество витамина С, поскольку одним из ингредиентов, используемых при ее приготовлении, является амалаки — индийский крыжовник. Вы можете приобрести чуванпраш в Интернете у многих дистрибьюторов аюрведических товаров. Я советую принимать его по столовой ложке после завтрака. Я считаю эту добавку аюрведическими мультивитаминами.

Во время еды сидите ровно, хорошо пережевывайте пищу, ощущайте каждый съеденный кусочек. Йога становится практикой на коврике и за пределами коврика тогда, когда вы осознанно совершаете каждое действие. Очень часто в нашем ускоряющемся обществе мы сами начинаем постоянно торопиться. Дайте себе пять минут отдыха, позвольте наслаждаться тем, что вы едите на завтрак и с какой скоростью. Сколько вы съедаете и как быстро, так же важно, как и то, что вы едите и когда. Убедитесь, что завтрака достаточно для того, чтобы насытить вас и поддержать силы до обеда. Поглощая слишком много пищи очень быстро, мы можем свести на нет положительные изменения в пищеварении и метаболизме, которые произошли в ходе занятий йогой. В аюрведе говорится о том, что порция пищи должна быть такого объема, который вы можете удержать в двух ладонях, сложенных чашкой. Иными словами, используйте нормальную тарелку для хлопьев (шучу). Хорошо пережевывая пищу, не спеша во время еды, мы можем обеспечить полное усвоение того, что съели. Таким образом, привнося самосознание и получая удовольствие от каждого кусочка, мы превращаем прием пищи в йогическое упражнение. Пожалуйста, ешьте столько, сколько необходимо. Я не могу объяснить, насколько противоречит философии йоги голодание и лишение себя необходимых для поддержания здоровья и благополучия питательных элементов. Важной частью саморазвития в йоге является принятие себя. Постоянное соблюдение жесткой диеты или отказ от пищи после таких нагрузок, как йога, очень опасно и ведет к истощению.

Подготовка пространства и приспособлений для тренировки

Организуйте пространство для тренировок таким образом, чтобы оно поддерживало то состояние духа, которое вам необходимо для улучшения физической формы, ментального и эмоционального состояния, для духовного развития. Такое пространство должно быть организовано у вас дома, чтобы вы имели возможность приступить к тренировке сразу после пробуждения.

Помещение должно быть достаточно большим, а также максимально изолированным от суеты. Тем не менее вы должны использовать пространство, не мешая домочадцам и домашним животным, чтобы каждый уважал и поддерживал ваше желание заниматься йогой по утрам.

• **Помещение.** Все, что нужно для занятий йогой, — это чистое свободное помещение и коврик. Для одних это может быть целая комната, отведенная под занятия йогой и медитацией, оснащенная необходимым инвентарем: одеялами, валиками, ремнями, кирпичами и специальными подушками. Для других это может быть пространство перед кроватью или между креслом и журнальным столиком. В целом вам требуется площадка, где в длину можно расстелить коврик, а в ширину будет достаточно места для того, чтобы вытягивать ноги и руки и ничего не задевать. Постарайтесь выделить такое место лично для себя. Для достижения внутреннего спокойствия необходимо унять суматоху вокруг. Некоторым нравится создавать «святые» места, размещая там предметы поклонения и фотографии любимых или учителей. Независимо от вашего вероисповедания создайте собственный алтарь, где вы будете чувствовать себя спокойно, создайте место, которое бы вдохновляло вас, отражало ваши чувства. В регионах с теплым климатом или в теплое время года постарайтесь выбираться с ковриком на крышу дома или в сад и наслаждаться восходящим солнцем на природе. Очень часто я замечаю, что, начиная день с утренней тренировки, мы развиваем более глубокую связь с окружающим нас миром. Такая связь впоследствии влияет на то, как мы живем, заставляя нас выбрать менее суетный образ жизни. Таким образом, внешний мир начинает отражать внутреннее спокойствие.

• **Воздух и свет.** По возможности выберите хорошо проветриваемое помещение, освещенное утренним солнцем. Очень хорошо, если в нем будут растения и цветы. Естественное освещение помогает нам напитаться энергией солнца. Свежий воздух и растения насыщают атмосферу кислородом и помогают нам создать связь с природой. Свет, воздух и связь с природой хорошо влияют на настроение — наступает эмоциональный подъем; выброс в кровь эндорфинов, происходящий во время тренировок, является прекрасным средством от депрессии. Если помещение плохо освещено или его сложно проветривать, я предлагаю воспользоваться системами очистки воздуха, которые избавят его от вредных примесей. Источником искусственного света может быть светильник или ультрафиолетовая лампа, которую можно использовать в качестве источника света для растений. Если помещение для занятий расположено в шумном месте, можно приобрести имитатор звуков природы или небольшой декоративный фонтан. Как в первом, так и во втором случае это поможет погасить внешний шум и усилит ощущение связи с природой.

• **Музыка.** Кому-то нравится заниматься под тихую музыку, кого-то она отвлекает. И то и другое хорошо в зависимости от настроения. Только следите за тем, чтобы музыка не отвлекала внимания от координации дыхания и движений. Иногда я воздерживаюсь от использования музыки, чтобы повысить уровень концентрации на теле, дыхании, сознании и духе.

Но часто легкая приятная музыка помогает создать расслабленную, но рабочую атмосферу утренних тренировок. Я советую использовать музыку, которая поможет поднять настроение. Позвольте вашему состоянию диктовать выбор музыки. Старайтесь избегать слишком ритмичной, стимулирующей музыки. Йога отличается от кардиотренировок тем, что дыхание, а не музыка должно задавать темп движения. Если в помещении, где вы занимаетесь, присутствует посторонний отвлекающий шум, то музыка может помочь создать атмосферу, более соответствующую занятиям йогой.

Итак, мы смогли подобрать хорошо проветриваемое, чистое, тихое помещение с естественным освещением. Теперь необходимо подготовить основные приспособления для занятий йогой. Одна из причин, по которой мне нравится йога, — простота оснащения занятий. Для того чтобы заниматься йогой, не нужно специальных больших залов или сложного оборудования. Вот все, что вам необходимо.

• **Коврик.** Это, пожалуй, самый важный предмет в списке. Именно на коврике происходят основные превращения. В магазинах представлено большое количество различных ковриков. Я предлагаю отобрать несколько вариантов и решить, какой по текстуре и толщине вам подходит. Обычный спортивный коврик не совсем подходит для занятий йогой, так как не обладает достаточной длиной или специальной поверхностью, удерживающей от скольжения при выполнении некоторых асан. Стоимость коврика обычно составляет от 20 до 60 долларов в зависимости от марки, толщины или материала. Для некоторых важно, чтобы коврик был из экологичных материалов, обладающих возможностью полного биохимического разложения. Для других фактором, определяющим выбор, становится цена, удобство или цвет. За чистотой коврика легко следить. Каждые 3—4 недели просто стирайте его в стиральной машине. В зависимости от использованного при изготовлении коврика материала его можно высушить в машине или обычным способом.

• **Одеяло.** Вторым обязательным для занятий йогой предметом является одеяло. Оно необходимо при выполнении поз стоя на коленях, лежа, сидя или в перевернутых позах для предохранения позвоночника, суставов и соединительных тканей от травм, которые могут быть получены в результате соприкосновения с твердой поверхностью коврика и пола.

• **Подушка.** В дополнение к одеялу я советую приобрести небольшую подушку или дзафу (или стул при необходимости) для выполнения сидячих медитаций и пранаям. Подушка придаст удобство сидячей позе, позволит держать спину прямо, избегая неприятных ощущений в бедрах, крестце или поясничном отделе.

• **Деревянный или пенный кирпич.** Один или два деревянных или пенных кирпича крайне полезны при выполнении сложных и промежуточных вариантов асан. Деревянные кирпичи достаточно тяжелые, но при этом крепкие, в то время как пенные значительно легче, но проще царапают поверхность пола или коврика.

• **Ремни.** Я советую приобрести специальные ремни для выполнения поз стоя, сидя или лежа, а также вытяжений. Так вы сможете в полной мере ощутить энергетическое выражение позы, пока вашего опыта недостаточно для тренировок без ремней.

Концентрация и отвлекающие факторы

Концентрация внимания нарушается очень быстро. Темп жизни все растет, и очень часто начинает казаться, что, проснувшись, необходимо немедленно бросаться в гущу событий, не уделяя времени заботе о себе. Именно тогда утренние занятия йогой становятся абсолютно необходимы. Самое важное — это качество, а не количество и длительность занятий. Сделайте тренировки частью жизни, и очень быстро вы увидите положительные результаты. Даже если в какой-то момент тренировки начали казаться рутинными и утомительными, в любом случае все они эффективны благодаря созданию связи между телом и дыханием. Со временем произойдут качественные изменения и вам откроются новые горизонты возможностей.

В древнем учении йоги говорится: для того чтобы преодолевать жизненные трудности с легкостью и учиться шутя, необходимо сохранять концентрацию и последовательность в занятиях йогой в течение длительного времени. Древние трактаты советуют не прекращать заниматься йогой даже после того, как пропадает первоначальный энтузиазм. Очень просто, встав с постели, включить телевизор или радиоприемник, отложив занятия йогой на завтра. Так соблазнительно сказать себе, что я непременно займусь йогой сразу после того, как проверю электронную почту, выйду в Интернет, почитаю газету. Но, вдруг выяснив, что за этими занятиями было проведено слишком много времени, вы несетесь дальше, забыв о йоге. Сопротивляйтесь соблазнам. Все это дождется того момента, когда вы закончите тренировку. Скорее всего, вы ничего не пропустите, если выделите немного времени для занятий йогой. Мир выживет, и ничего страшного не произойдет. Найдите утром время для создания ощущения внутреннего покоя, для того, чтобы, вернувшись к работе или семье, вы сохраняли чувство концентрации и наполненности энергией.

Не раздражайтесь, если вас прервали и вы вынуждены заняться решением насущных проблем. Это не в правилах йоги — огорчаться или сердиться на вашего супруга, супругу, детей или какие-то внешние факторы, находящиеся за пределами вашего контроля. Я знаю многих энтузиастов йоги, требующих, чтобы все сохраняли тишину и не беспокоили их во время занятий. Могу сказать (и моя жена подтвердит), что сам бываю этим грешен. Старайтесь сохранять шутливое отношение к своим занятиям. Такой подход позволит получить поддержку ваших домочадцев и даже домашних животных. Со временем, возможно, ваши утренние занятия будут проходить в приятной компании. В течение многих лет во время занятий я наслаждался компанией моей собаки — Блоссом — она сидела тихо на краешке коврика, а иногда принимала вместе со мной некоторые позы. Для тех из вас, у кого есть дети, очень важна игра в занятиях, поскольку мало кто из детей сможет долго сидеть тихо. Вы можете попросить детей уважать ваше пространство и время, пригласить их спокойно играть рядом с вами или же пригласите их присоединиться.

Вы можете применить творческий подход и разработать для них специальные упражнения. Таким образом, утренние занятия йогой станут увлекательными для вас и для тех, кого вы любите.

Теперь после того, как мы обсудили правила гигиены, питания и сна, знаем, где проводить тренировки, а также что для этого необходимо, давайте перейдем к практике занятий йогой. Со временем ваша интуиция, а также информация, которой вы располагаете, помогут родиться ежедневному ритуалу эффективных и интересных занятий йогой. Итак, просыпайтесь, идите в ванную комнату, приводите себя в порядок, выпивайте немного воды, чая или кофе; раскатывайте свой коврик и приготовьтесь к занятиям.

Перед началом понаблюдайте за своим дыханием и телом; оцените, как вы себя чувствуете. Именно теперь начинается рост осознанности, позволяющей изо дня в день определять, какой вид тренировки вам необходим. Обратите внимание на любой дискомфорт или напряжение, оцените количество сил. Ваши мышцы будут достаточно жесткими после сна. Утренняя тренировка разогревает тело, тянет мышцы. Постепенно вы можете увеличивать нагрузку. Следуйте плану тренировки для того, чтобы подготовить себя к выполнению более сложных асан и виньяс. Закончите занятие расслабляющими упражнениями, которые помогут почувствовать себя уравновешенными и обновленным.

Определите, каким временем вы располагаете для выполнения полного комплекса тренировки, а также совершения всех необходимых домашних дел без дополнительного стресса. Я считаю, что правильнее выполнить более короткий, но полный комплекс, чем половину или часть длинного. После тренировки у вас должно остаться ощущение завершенности. Я советую для каждого дня тренировок формулировать цель. Возможно, вы хотите немного расслабиться, проработать какие-либо задачи, работать через эмоции или мысленно подготовиться к событиям дня. Во время тренировок старайтесь не уноситься в мыслях, а оставаться на коврике, концентрируясь на движениях тела и дыхании. Пытайтесь работать над жизненно важными вопросами, не позволяя негативным мыслям омрачать ваше самосознание и вашу способность концентрироваться на занятиях. Старайтесь не оценивать вашу способность концентрироваться как мерило прогресса в йоге. Мы все переживаем подъемы и спады, у нас у всех бывают хорошие и плохие дни. Эти изменения отражаются в занятиях. Йога — это инструмент, позволяющий с гибкостью и легкостью преодолевать такие духовные и эмоциональные перепады. Наслаждайтесь подъемами, минутами вдохновения и озарениями, приходящими в течение дня в результате утренних занятий йогой.

В конце практики задержитесь для того, чтобы отдохнуть и проверить состояние тела и ума. Оцените результат тренировки перед началом трудового дня. Наслаждайтесь внутренней энергией и спокойствием.

3

Разминка

Краеугольным камнем утренней йоги является приветствие солнцу. Приветствие солнцу — связка асан, соединенных таким образом, чтобы правильно подготовить тело к началу тренировки и выполнению более сложных упражнений, разогреть мышцы, связки и суставы. В Индии приветствие солнцу традиционно выполняется до или во время восхода, принято стоять лицом на восток. Любой из вариантов приветствия солнцу, сурья намаскар, синхронизирует движения с дыханием для того, чтобы согреть и напитать энергией тело, ум и дух. Приветствие солнцу, как и разминки любого вида тренировок, задействует позвоночник и все группы мышц за счет многократного повторения связок движений. Основным различием между простой разминкой и приветствием солнцу является то, что приветствие — это уже само по себе полноценный комплекс упражнений. Так что оно должно выполняться с полной отдачей и доставлять удовольствие. Его не надо рассматривать как какой-то набор движений, который не имеет отношения к настоящей тренировке. Иногда по утрам у вас есть время только для совершения нескольких повторений комплекса приветствия солнцу. Поэтому сурья намаскар — прекрасный выбор для краткой утренней тренировки, которая принесет много пользы без риска.

В этой книге я хочу представить разновидность приветствия солнцу, известную как виньяса мандала. Такие виньясы представляют собой полностью сбалансированные повторяющиеся связки движений, которые начинаются и заканчиваются одной и той же асаной. Как и все упражнения йоги, приветствие солнцу должно выполняться таким образом, чтобы занимающийся смог поддерживать осознанную связь между дыханием и движением, выполняя виньясу.

Приветствие солнцу является прекрасным началом утренней практики, поскольку является по своей природе укрепляющим (брмхана) и призван напитать вас энергией, улучшить кровообращение, подготовить вас для выполнения других асан и виньяс. Этот комплекс вызывает потоотделение. Однако, если потеряна связь между дыханием и движением, возможно, имеет смысл изменить тип выбранной вариации приветствия солнцу. Если вы заметите, что дыхание ускорилось и вы не можете синхронизировать движения с вдохами и выдохами, прервитесь, попробуйте более простой вариант. Если вы чувствуете вялость во время или после выполнения приветствия солнцу, возможно, имеет смысл выбрать более сложный вариант.

В этой книге виньясы усложняются постепенно, позволяя выбрать практику, соответствующую уровню подготовки. Здесь представлено несколько вариантов приветствия солнцу, начиная с самых простых подготовительных, выполняемых стоя на коленях, до более сложных, требующих силы рук, выполнения упражнений стоя, а также прыжков. Постарайтесь выполнять комплексы в том порядке, в котором они приведены в книге, по мере роста опыта в занятиях йогой. Как только вы освоите один вариант, переходите к другому. При этом с ростом опыта вы можете выполнять более простые, подготовительные связки, если хотите прибегнуть к спокойным, восстанавливающим тренировкам. Занятия йогой не являются линейным процессом. Высокий уровень подразумевает, что вы можете прибегнуть к любому средству из практики йоги, когда это необходимо.

Приветствие солнцу, выполняемое стоя на коленях

Комплекс приветствия солнцу, выполняемый на коленях, является прекрасным способом для новичка начать утренние тренировки, при этом может выполняться практиками йоги любого уровня подготовленности. Эти асаны позволяют нам подготовиться к выполнению в будущем более сложных вариаций приветствия солнцу, включающих стойки на руках и позы стоя. Виньясы, выполняемые стоя на коленях, приведены далее под буквами от А до Г. Когда вы добьетесь успеха в выполнении одной из связок, можно переходить к полной последовательности сурья намаскар на коленях. Прислушивайтесь к себе, избегайте ненужного напряжения или ненужных усилий при поддержании связи между дыханием и телом. Используйте плавное, протяжное, спокойное уджайи, дыхание океана, через нос. Движения тела должны быть синхронизированы и включены в дыхание.

Давайте начнем с подготовительной виньясы и постепенно перейдем к полному комплексу приветствия солнцу на коленях. Для защиты коленей положите в центре коврика одеяло.

Подготовительный комплекс А

Начиная с нейтрального положения в простой асане, мы постепенно выстраиваем виньясу, синхронизируя движения верхней части тела, бедер и плеч с дыханием. Используя этот простой комплекс как основу для понимания, мы можем двигаться дальше через более сложные упражнения к полному приветствию солнцу.

Исходное положение: упор на колени и открытые ладони, руки выпрямлены, ладони точно под плечевыми суставами.

1. Сделайте вдох, приподнимите грудную клетку и посмотрите вперед.

2. На выдохе, округлив спину, опустите таз вниз на пятки, принимая позу ребенка, опустите лоб на пол.

3. Сделайте вдох. Вернитесь в исходное положение: упор коленями и открытыми ладонями с приподнятой грудью, глядя вперед.

Повторите связку шесть раз, концентрируясь на связи между дыханием и движением.

Подготовительный комплекс Б

Для развития силы рук и гибкости ног в эту связку мы добавим позу собаки мордой вниз.

Исходная позиция такая же, как в предыдущей связке: упор на колени и открытые ладони, руки выпрямлены, ладони под плечевыми суставами.

1. Сделайте вдох, приподнимите грудную клетку и посмотрите вперед.

2. Подогните пальцы ног и, на выдохе, вытягиваясь на руках, поднимите таз вверх, принимая позу собаки мордой вниз. Расставьте руки шире, опирайтесь раскрытой ладонью и всеми пальцами и прогнитесь в верхней части спины. Не сгибая или немного сгибая колени, держа таз поднятым, опускайте пятки на пол.

3. На вдохе опустите колени на пол, приподнимите грудь и посмотрите вперед.

4. На выдохе, округлив спину, опустите таз на пятки, принимая позу ребенка, положите лоб на пол.

Повторите связку шесть-восемь раз.

Подготовительный комплекс В

Для того чтобы раскрыть грудную клетку и задействовать верхнюю часть груди и плечи с помощью прогиба в спине, в этот комплекс добавлена поза собаки мордой вверх. Вытяжение передней поверхности туловища достигается за счет поддержания упора на руки, локти, ноги и ступни.

Исходная позиция такая же, как в предыдущей связке.

1. Сделайте вдох, приподнимите грудную клетку и посмотрите вперед.

2. Подогните пальцы ног и на выдохе, вытягиваясь на руках, поднимите таз вверх, принимая позу собаки мордой вниз.

3. Оставляя пальцы ног подвернутыми, а руки прямыми, но со свободными локтями, продвиньте таз вперед, опуская его к полу, вдохните и, раскрывая грудную клетку, перейдите в позу собаки мордой вверх. Смотрите вперед во избежание перегрузки поясницы и перенапряжения плеч, перенесите вес тела на ноги.

4. На выдохе поднимитесь в позу собаки мордой вниз. Подбородок опустите на грудь.

5. Сделайте вдох. Опустите колени на пол, приподнимите грудь и посмотрите вперед.

6. Сделайте выдох. Вытяните пальцы ног, округлите спину, опуская таз на пятки, примите позу ребенка, лоб положите на пол.

Повторите виньясу шесть раз.

Подготовительный комплекс Г

В эту связку добавлен прогиб, совмещенный с простым движением рук, позволяющий раскрыть плечи и грудную клетку, а также избавиться от напряжения, возникшего во время выполнения асан и виньяс с упором на руки.

Исходное положение: поза ребенка, руки на пояснице, открытые ладони развернуты вверх, плечи расслаблены.

1. На вдохе поднимитесь на коленях, поднимая руки через стороны вверх, выпрямите спину и тянитесь грудиной к подбородку в джалад-хара бандха.

2. На выдохе вернитесь в позу ребенка, опустив руки через стороны за спину раскрытыми ладонями вверх.

Повторите виньясу шесть раз.

Полный комплекс приветствия солнцу, выполняемый на коленях

После того как мы поэтапно отработали все подготовительные виньясы, можно соединить асаны в полный комплекс приветствия солнцу. Этот вариант комплекса приветствия солнцу является прекрасной возможностью для начинающих познакомиться с достаточно сложными упражнениями, связанными с объединением движения и дыхания. При этом комплекс составлен таким образом, чтобы избегать исполнения асан стоя. Основным вектором комплекса является перенос нагрузки с колен на руки и стопы.

Этот комплекс полезен для разогрева позвоночника, бедер и плеч, при этом позволяет достаточно опытным практикам концентрироваться на связи движений и дыхания, выполняя более простые упражнения. Для защиты коленей положите в центре коврика одеяло.

Исходное положение: упор на колени и открытые ладони, руки выпрямлены.

1. На вдохе приподнимите грудную клетку и посмотрите вперед.

2. Подогните пальцы ног и на выдохе, вытягиваясь на руках, поднимите таз вверх, принимая позу собаки мордой вниз.

3. Оставляя пальцы ног подвернутыми, а руки прямыми, но со свободными локтями, вдохните и продвиньте таз вперед, опуская его к полу и раскрывая грудную клетку, направьте взгляд вперед.

4. На выдохе поднимитесь в позу собаки мордой вниз.

5. На вдохе опустите колени на пол, приподнимите грудь и посмотрите вперед.

6. На выдохе вытяните пальцы ног, округлите спину, опуская таз на пятки, примите позу ребенка, лоб положите на пол.

7. На вдохе поднимитесь на коленях, поднимая руки через стороны вверх.

8. На выдохе вернитесь в позу ребенка, опустив таз на пятки, вытяните руки перед собой.

Повторите связку шесть раз.

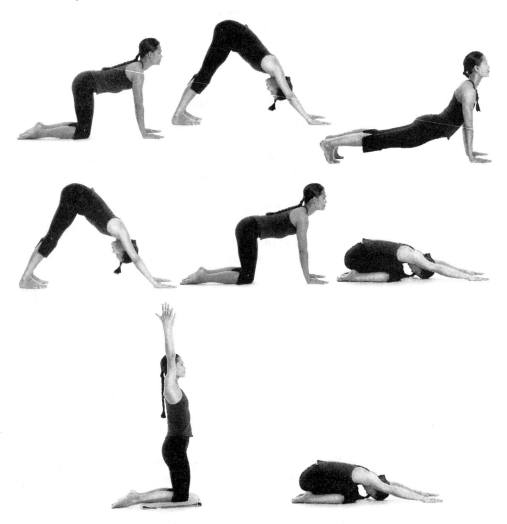

Приветствие солнцу (выполняется стоя)

Существует несколько вариантов сурья намаскар, или приветствия солнцу. Этот комплекс включает в дополнение к асанам на коленях, которые мы изучили ранее, асаны стоя. В этой книге приведены три вариации приветствия солнцу, которые могут выполняться как по отдельности, так и быть частью более обширных тренировок, описание которых приведено в следующих главах книги. Как и связки с упором на колени, эти комплексы должны усложняться по мере совершенствования навыков занимающегося. Еще раз хочется подчеркнуть важность синхронизации дыхания и движения. Используйте плавное, спокойное удджайи, дыхание океана, через нос. Дыхание должно предварять движения, а движения должны отражать качество дыхания.

Приветствие солнцу А

Как уже говорилось, в различных течениях йоги существуют различные версии приветствия солнцу. Вариант А начинается и заканчивается выполнением тадасаны, или позы горы, с добавлением выпада для смягчения перехода между асанами, которые мы рассматривали ранее в приветствии солнцу (на коленях).

Исходная поза: стоя на коврике, смотрите вперед, вытянув руки вдоль туловища, стопы параллельно на ширине бедер.

1. На вдохе переведите взгляд вверх, через стороны поднимите руки вверх, удерживайте их параллельно друг другу, развернув открытые ладони внутрь.

2. На выдохе наклонитесь вперед и дотроньтесь руками до пола у ступней, полностью расслабьте шею. При необходимости немного согните колени, округлив спину. Равномерно распределите вес на руки и на ноги.

3. В паузе после выдоха отведите правую ногу назад и коснитесь правым коленом пола.

4. На вдохе опускайте таз к полу и, опираясь на кончики пальцев рук, раскрывайте грудную клетку. Смотрите вперед.

5. На выдохе отведите левую ногу назад, опустите левое колено рядом с правым, согните руки в локтях, приблизьте грудную клетку и подбородок к полу.

6. На вдохе опустите таз на пол и продвиньтесь вперед, поднимите голову, шею и грудную клетку в низкую позу кобры.

7. Подверните пальцы ног и, на выдохе выпрямляя руки и поднимая таз, перейдите в позу собаки мордой вниз. Удерживайте позу в течение одного цикла дыхания.

8. На следующем выдохе подтяните правую ногу вперед, поместите стопу между ладонями.

9. На вдохе опускайте таз, тяните корпус вверх и, касаясь пола кончиками пальцев рук, раскройте грудную клетку. Смотрите вперед.

10. На выдохе подтяните левую ногу к правой, оставив колени слегка согнутыми, округлите спину, расслабьте шею.

11. На вдохе, смотря вперед и выпрямляясь, поднимите руки через стороны вверх, удерживая их параллельно друг другу, развернув раскрытые ладони внутрь.

12. На выдохе соедините ладони в намасте.

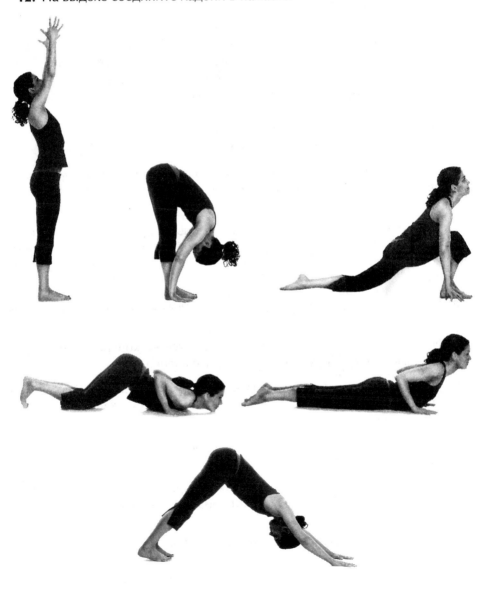

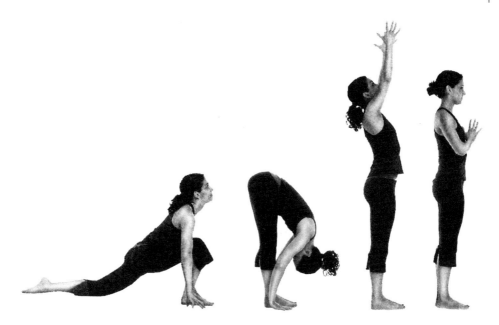

Приветствие солнцу Б

Этот комплекс приветствия солнцу отличается от предыдущего тем, что выпад согнутой ногой заменен на позу воина, а также переход с колен в позу кобры на более сложную чатуранга дандасану, или позу планки. С увеличением степени тренированности мы можем использовать для пробуждения, разогрева, накопления энергии более сложные виньясы.

Исходное положение: стоя у переднего края коврика, стопы параллельно на ширине бедер, руки вытянуты вдоль тела.

1. На вдохе поднимите руки через стороны, соедините раскрытые ладони прямых рук над головой. Смотрите вверх.

2. На выдохе наклонитесь вперед и поместите руки на пол у внешних сторон ступней, полностью расслабьте шею.

3. Во время паузы после выдоха отставьте правую ногу далеко назад, развернув ступню на 45 градусов, согните левое колено.

4. Сохраняя левое колено согнутым, на вдохе поднимите руки вверх через стороны и соедините прямые руки над головой, приняв позу воина.

5. На выдохе обопритесь руками о пол, разместив ладони с двух сторон от левой ступни, отведите левую ногу назад, примите позу планки. Сохраните пальцы ног подогнутыми, руки прямыми, а тело — ровной ли-

нией от пяток до плеч. Согните руки в локтях, опуститесь в чатуранга
дандасану, или позу планки.

6. На вдохе продвигайтесь вперед, раскрывая грудную клетку, в позу собаки мордой вверх. Смотрите вперед.

7. На выдохе вытянитесь на руках, поднимая таз, перейдите в позу собаки мордой вниз. Удерживайте позу в течение четырех циклов дыхания.

8. Задержав дыхание, переведите правую ногу вперед между руками, согните правое колено, а левую ступню разверните на 45 градусов. Смотрите вперед.

9. Сохраняя правое колено согнутым, на вдохе поднимите руки вверх через стороны и соедините ладони над головой, приняв позу воина.

10. На выдохе поместите ладони с двух сторон от правой стопы.

11. Задержав дыхание, приставьте левую стопу к правой, немного согнув
    колени, округлите спину и расслабьте шею.

12. На вдохе, выпрямляясь, поднимите прямые руки через стороны, со-
    едините ладони над головой. Смотрите вперед.

13. На выдохе опустите соединенные ладони, поместите их перед грудью.

Повторите связку шесть раз, каждый раз меняя опорную ногу. При шестом повторе удерживайте позы воина на каждой ноге и собаки мордой вниз в
течение шести циклов дыхания.

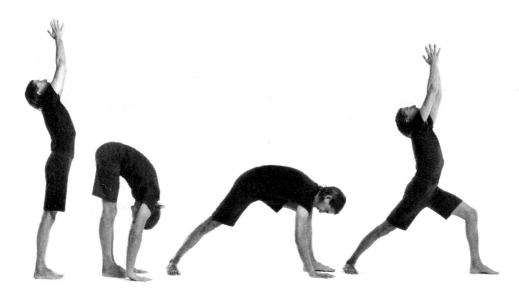

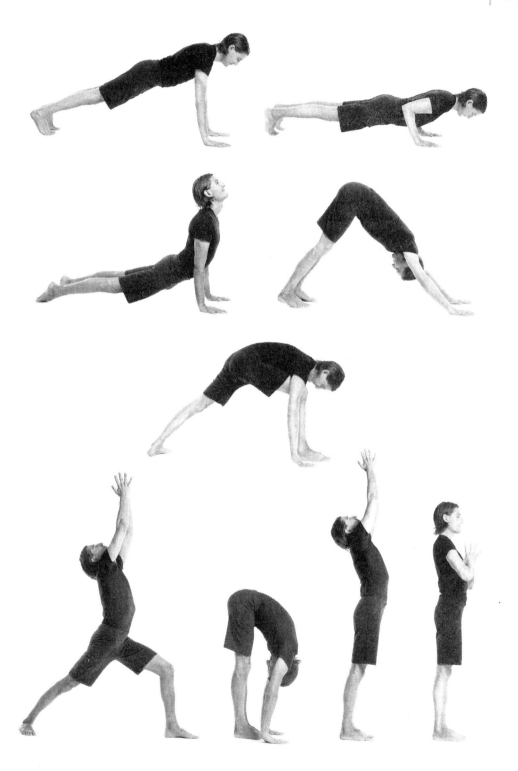

Приветствие солнцу с выпадами

В этой вариации приветствия солнцу мы заменим позу воина выпадом из положения стоя, или анджанеяасаной, выполнение которой задействует четырехглавую мышцу бедра за счет растяжения сгибателя заднего бедра, это связано с активным балансом в позе.

Исходное положение: стоя у переднего края коврика, стопы вместе.

1. На вдохе поднимите руки через стороны, соедините раскрытые ладони прямых рук над головой. Смотрите вверх.

2. На выдохе наклонитесь вперед и поместите пальцы рук на пол с внешней стороны ступней.

3. Во время паузы после выдоха отставьте правую стопу далеко назад в глубокий выпад, не касаясь пяткой и коленом пола.

4. На вдохе поднимите руки вверх через стороны, задержите прямые руки параллельно друг другу с раскрытыми ладонями, развернутыми внутрь. Взгляд направлен вперед.

5. На выдохе обопритесь руками о пол, разместив ладони с двух сторон от левой стопы, отведите левую ногу назад, опуститесь в чатуранга дандасану, или позу планки.

6. На вдохе продвиньте корпус вперед, раскрывая грудную клетку, примите позу собаки мордой вверх. Взгляд направлен вперед.

7. На выдохе вытянитесь на руках, поднимая таз, перейдите в позу собаки мордой вниз. Удерживайте позу в течение четырех циклов дыхания.

8. Задержав дыхание, переведите правую ногу вперед между руками в глубокий выпад, сохраняя левое колено и пятку на весу.

9. На вдохе поднимите руки вверх через стороны, задержите прямые руки параллельно друг другу с раскрытыми ладонями, развернутыми внутрь. Взгляд направлен вперед.

10. На выдохе наклонитесь, поставив руки с двух сторон от правой стопы.

11. Задержав дыхание, приставьте левую ногу к правой.

12. На вдохе, выпрямляясь, поднимите прямые руки через стороны, соедините ладони над головой.

13. На выдохе опустите ладони к груди, расслабляя шею, опустите подбородок к груди.

Повторите связку шесть раз, каждый раз меняя опорную ногу. При шестом повторе удерживайте выпад с поднятыми руками и позу собаки мордой вниз в течение шести циклов дыхания.

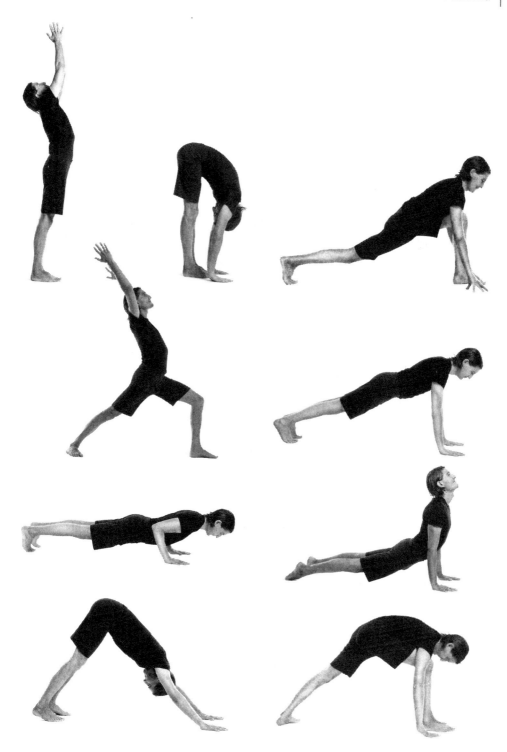

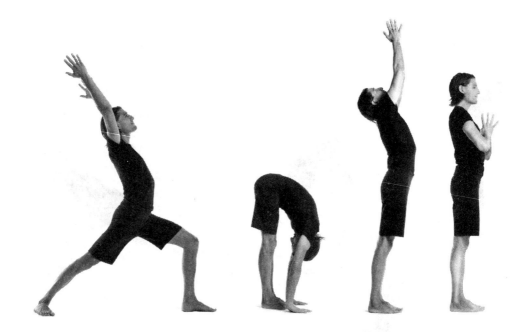

Приветствие солнцу с прыжками

Эта вариация приветствия солнцу включает небольшие прыжки, которые очень бодрят. Для безопасного выполнения необходимо концентрироваться на дыхании, регулируя его таким образом, чтобы выполнять прыжки в течение коротких пауз после выдоха. Тогда равновесие во время прыжка обеспечивается через мула бандху, или корневой замок, нижней части брюшной полости, которая создается во время выдоха. Прыжки должны совершаться как можно легче, сопровождаясь минимальными ударами. Исходное положение: стоя у переднего края коврика, стопы параллельно, руки вытянуты вдоль туловища.

1. На вдохе поднимите руки через стороны, соедините раскрытые ладони прямых рук над головой. Взгляд направлен вверх.

2. На выдохе наклонитесь вперед и поместите руки с внешней стороны стоп, полностью расслабьте шею.

3. На вдохе сохраняйте наклон, вытягивая позвоночник. Тяните грудину к подбородку, выпрямите руки, поднимите корпус, пальцы рук остаются на полу.

4. На выдохе сильнее наклонитесь вперед, немного согнув ноги и положив раскрытые ладони на пол.

5. Задержите дыхание и аккуратным прыжком переведите ноги в позу планки; выдохните.

6. Вдохните, согните руки в локтях и опуститесь в позу планки — в чатуранга дандасану.

7. На вдохе продвиньте корпус вперед, раскрывая грудную клетку, в позу собаки мордой вверх. Взгляд направлен вперед.

8. На выдохе вытянитесь на руках, поднимая таз, перейдите в позу собаки мордой вниз. Удерживайте позу в течение четырех циклов дыхания.

9. Во время паузы после четвертого выдоха аккуратным прыжком вперед соедините ноги, стопы должны оказаться между ладонями.

10. На вдохе сохраняйте положение наклона, вытягивая позвоночник. Тяните грудину к подбородку, выпрямите руки, поднимите корпус, пальцы рук остаются на полу.

11. На выдохе наклонитесь ниже, немного согнув колени и положив раскрытые ладони на пол.

12. На вдохе вернитесь в положение стоя, поднимая руки вверх через стороны, соедините ладони над головой. Взгляд направлен вперед.

13. На выдохе опустите ладони к груди, расслабляя шею, и опустите подбородок к грудине.

Повторите виньясу пять раз.

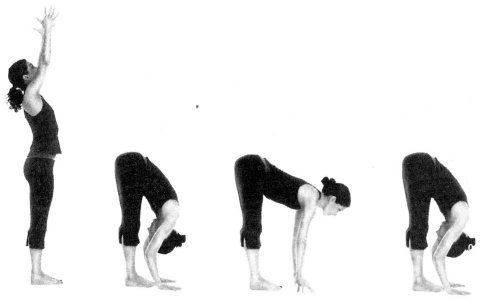

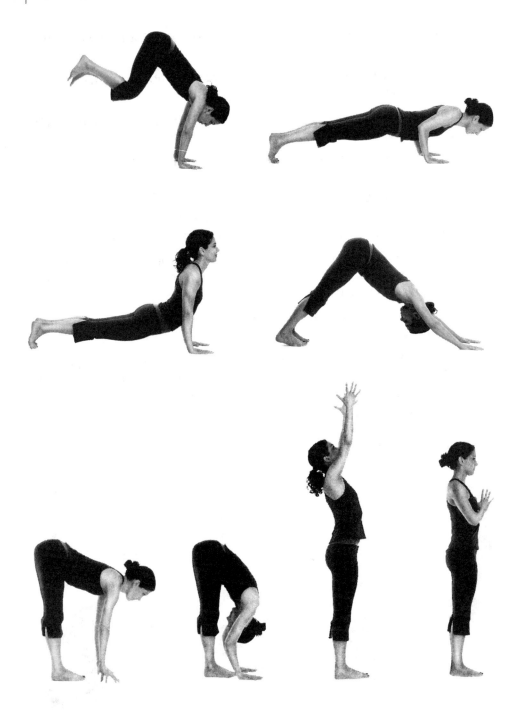

4

Занятия низкой интенсивности

Занятия йогой доступны в любом возрасте, независимо от подготовленности и состояния здоровья. Для тех, кто только начал заниматься йогой или у кого проблемы со здоровьем, предпочтительны расслабляющие упражнения. Для тех, кто страдает нарушением сна или чувствует себя по утрам усталым, приведенные далее упражнения помогут почувствовать себя более собранными, а также зарядиться энергией. Асаны в этой главе ни в коей мере не являются упрощенной версией полноценных упражнений, просто они предназначены для проведения более спокойных или умеренных тренировок. Краеугольным камнем занятий является связь дыхания и тела. В полной мере эта связь представлена в упражнениях, позволяющих вам проснуться, зарядиться энергией и разогреть мышцы благодаря связи движений с дыханием. Для безопасности и эффективности ваших занятий йогой я внес некоторые коррективы в классические асаны. Для того чтобы в полной мере ощутить пользу йоги, прислушивайтесь к себе и старайтесь не делать ничего через силу.

Даже короткая тренировка с использованием методик йоги с утра — хорошее начало для движения вперед. Этот комплекс может использоваться как первый шаг ежедневной утренней тренировки или как легкая разминка в течение длинного тяжелого рабочего дня.

1. Подготовка дыхания

Лежа на спине, согните ноги, положите руки вдоль корпуса. Расслабьтесь, старайтесь растягивать дыхательный цикл, используя методику удджайи, дыхание океана, через нос. Сделайте шесть циклов дыхания.

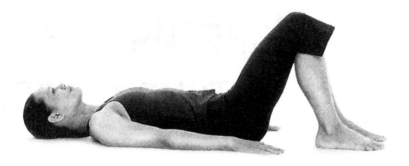

2. Движение рук в положении лежа на спине

Лежа на спине, согните ноги в коленях, обе стопы на полу. На вдохе поднимите руки вверх над головой. На выдохе опустите руки вниз. Повторите упражнение, сочетая с дыханием шесть раз. Начинайте вдох/выдох вместе с началом движения, заканчивая движение незадолго до конца дыхательного движения.

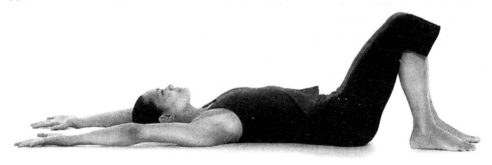

3. Колено к груди

Лежа на спине, согните ноги в коленях, обе стопы на полу. На вдохе подними- ите руки вверх над головой. На выдохе притяните руками одно колено к груди. На вдохе верните стопу на пол, а руки вытяните над головой. Повто- рите дыхательный и двигательный цикл восемь раз, каждый раз меняя ногу.

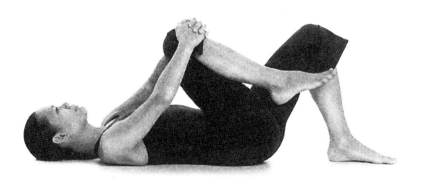

4. Подъем ног вверх из положения лежа на спине (Урдва прасарита падасана)

Лежа на спине, обхватите колени согнутых ног руками (на колено по руке), округлите спину. На вдохе переведите ру- ки за голову достаточно далеко друг от друга, таким об- разом, чтобы плечи удобно лежали на полу, вытяните но- ги вверх, сократив стопы. На выдохе согните ноги и об- хватите колени руками. Повторите дыхательный и дви- гательный цикл четыре раза. Затем удерживайте в течение шести вдохов ноги вытянутыми вверх, а руки лежащими за головой. На последнем выдохе согните ноги, обхватив колени руками, и расслабьтесь.

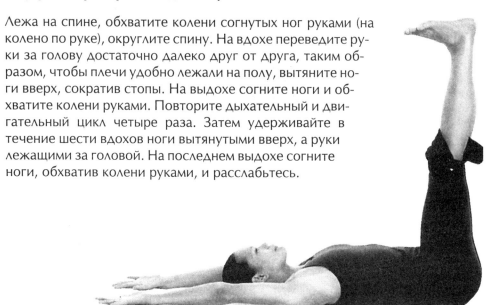

5. Скручивание в положении лежа на спине (Джатхара париврити)

Притяните согнутые колени к груди (а). На вдохе разведите руки в стороны. На выдохе опустите ноги влево, скручивая позвоночник. На вдохе верните ноги в исходное положение, а затем на выдохе опустите колени вправо, скручивая позвоночник (б). Повторите дыхательный и двигательный циклы два раза в каждую сторону. Затем, удерживая корпус скрученным вправо, а руки широко разведенными, сделайте вдох. На выдохе поднимите левую руку и положите ее поверх правой, вытягиваясь в плечевом поясе (в). На вдохе верните левую руку в исходное положение. Повторите дыхательный и двигательный циклы четыре раза, затем удерживайте скрученную позу с открытыми руками в течение шести дыхательных циклов. На вдохе поднимите согнутые ноги, на выдохе опустите ноги, скручивая корпус влево. Повторите дыхательный и двигательный циклы с изменением положения рук четыре раза, затем удерживайте скрученную позу с открытыми руками в течение шести дыхательных циклов. На вдохе поднимите согнутые в коленях ноги и обхватите колени руками.

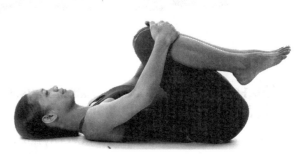

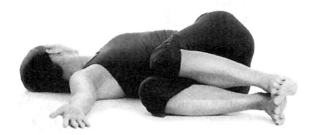

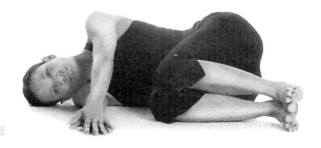

6. Поза моста (Сету бандхасана)

Лежа на спине, согните колени, поставьте стопы на пол параллельно на ширине бедер, вытяните руки вдоль туловища (а). На вдохе переведите вытянутые руки за голову и, опираясь на стопы, поднимите таз, тяните грудину к подбородку (б). На выдохе опустите таз на пол, а руки верните в исходное положение. Повторите дыхательный и двигательный циклы четыре раза. Затем удерживайте позу моста в течение шести вдохов. На вдохе поднимайте грудь, а на выдохе втягивайте живот к позвоночнику. На последнем выдохе опустите таз, верните руки в исходное положение и расслабьтесь.

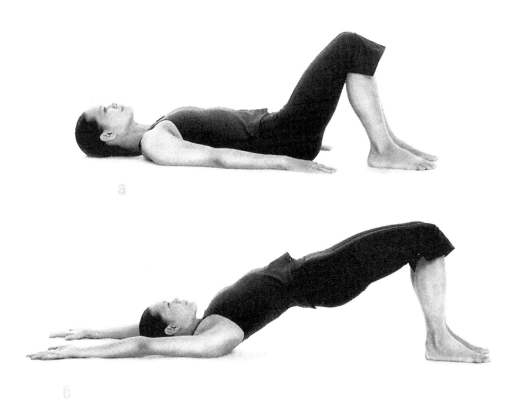

7. Приветствие солнцу на коленях

Исходное положение: стоя на коленях с упором на руки, ладони на ширине плеч. Выполните комплекс приветствия солнцу, описание которого приведено на страницах 50—51 в главе 3.

8. Переход из позы ребенка (Баласана) в позу героя (Вирасана)

Исходное положение: на коленях в позе ребенка, голова расслаблена, лоб касается пола (а). На вдохе встаньте на колени и поднимите руки вверх в позу героя, поднимайте грудную клетку, направьте взгляд чуть вверх (б). На выдохе вернитесь в исходное положение — в позу ребенка, лоб положите на пол. Повторите дыхательный и двигательный циклы еще шесть раз.

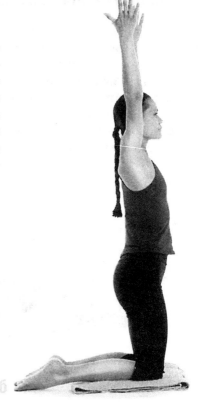

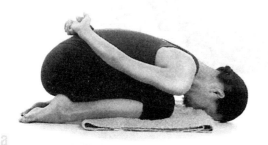

9. Выпад из стойки на коленях

Для защиты коленей положите на коврик одеяло. Встаньте на колени, шагните вперед левой ногой, положите обе руки на левое колено и разверните таз вперед. Выпрямите руки, приподнимите грудную клетку, расслабьте плечи и отведите их вниз и назад, удерживайте позу в течение шести вдохов. Затем перенесите вес тела назад. Повторите асану с правой ноги.

10. Поза собаки мордой вниз (Адхо мукха шванасана) и переход в положение стоя

Исходное положение: упор на колени и руки. Подогните пальцы ног, выдохните, поднимая таз в позу собаки мордой вниз (а). Удерживайте позу в течение пяти циклов дыхания. Затем переступайте вперед, к рукам, сохраняя шею расслабленной (б). Сохраняя ноги слегка согнутыми в коленях, а голову, шею и спину расслабленными, медленно поднимайтесь с круглой спиной в положение стоя (с), голову поднимите в последнюю очередь.

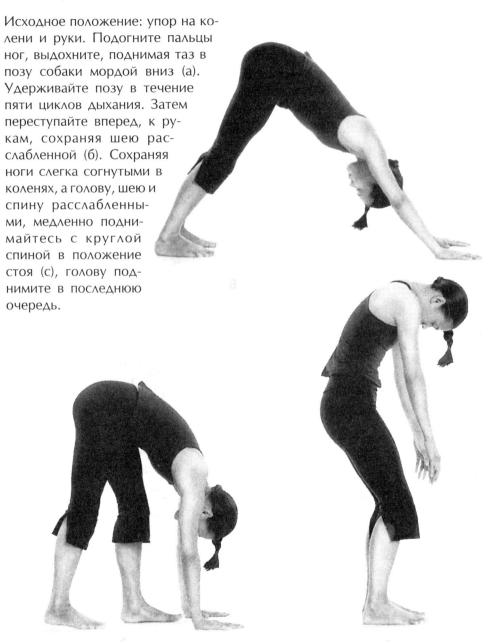

11. Поза горы (Тадасана)

Исходное положение: стоя, стопы на ширине бедер и параллельны. Взгляд направлен вперед (а). На вдохе поднимите руки через стороны над головой. Держите прямые руки с раскрытыми ладонями развернутыми внутрь, параллельно друг другу. Взгляд направлен немного вверх (б). На выдохе опустите руки через стороны вниз, опустите подбородок на грудь. Повторите дыхательный и двигательный циклы еще пять раз.

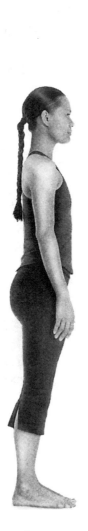 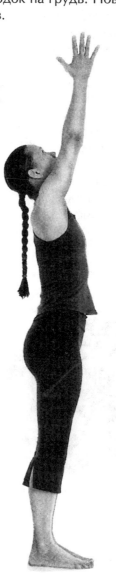

а   б

12. Поза скрученного треугольника (Париврита триконасана) и наклон вперед с широко расставленными ногами (Прасарита уттанасана)

Исходное положение: стоя с широко расставленными ногами, стопы параллельно, руки вдоль корпуса. На вдохе разведите руки в стороны (а). На выдохе, скручиваясь вправо, наклонитесь и поставьте левую ладонь на пол между стопами, а правую руку — на крестец в нижней части спины. Взгляд направлен назад и вверх (б). На вдохе поднимитесь с широко разведенными руками. На выдохе, скручиваясь влево, наклонитесь и поставьте правую ладонь между стопами, а левую ладонь — на крестец (в). На вдохе поднимитесь с широко разведенными руками.

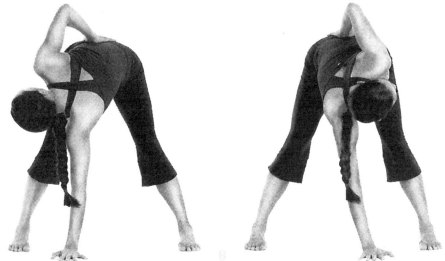

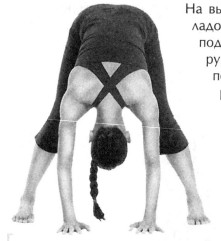

На выдохе наклонитесь вперед, поместив обе ладони на пол между стопами (г). На вдохе поднимитесь вверх с широко разведенными руками. На выдохе сведите ладони вместе перед грудью. Повторите комплекс четыре раза. На четвертом повторе удерживайте скрученную позу в каждую сторону и наклон вперед в течение четырех циклов дыхания. Затем на вдохе поднимитесь вверх с широко разведенными руками, выдохните и соедините ладони перед грудью.

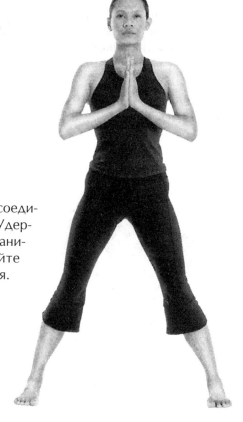

13. Завершение

С ладонями, соединенными у груди, соедините ноги у переднего края коврика. Удерживая ладони вместе, следите за дыханием. Дышите свободно, почувствуйте пользу, которую принесли ваши усилия.

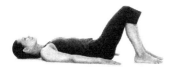

Подготовка дыхания
Движение рук в положении лежа на спине

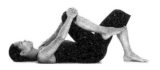

Колено к груди

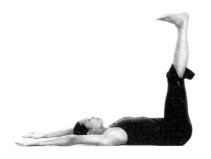

Подъем ног вверх
из положения лежа на спине

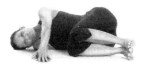

Скручивание из положения лежа

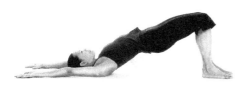

Поза моста

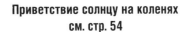

Приветствие солнцу на коленях
см. стр. 54

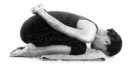

Переход из позы ребенка в позу героя

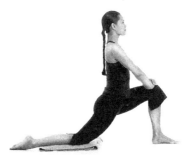

Выпад из стойки на коленях

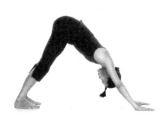

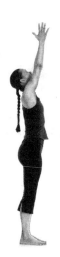

Поза собаки мордой вниз и переход
в положение стоя

Поза горы

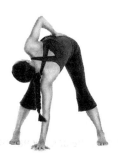

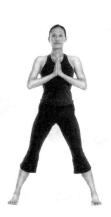

Скрученный треугольник и наклон вперед
с широко расставленными ногами

Завершение

Этот комплекс рассчитан на 30-минутную тренировку. Комплекс может быть использован как начинающими ежедневные занятия, так и опытными практиками, желающими выполнить легкую, но при этом комплексную тренировку в начале дня. Увеличивая время занятий, мы можем выполнить большее количество асан и дыхательные упражнения в положении сидя в конце занятия.

1. Подготовка дыхания

Стоя у переднего края коврика, стопы на ширине бедер и параллельны, руки вдоль туловища, взгляд направлен вперед. Наблюдайте за дыханием и начните постепенно увеличивать глубину вдоха и длину выдоха, используя удджайи, дыхание океана, через нос. Сделайте шесть циклов дыхания.

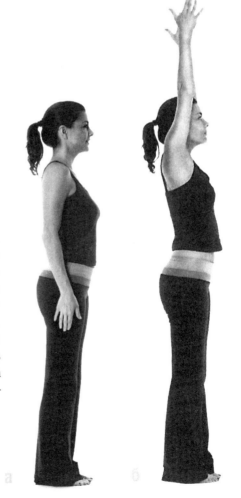

2. Поза горы (Тадасана)

Стоя у переднего края коврика, стопы на ширине бедер и параллельны, руки вдоль туловища, взгляд направлен вперед (а). На вдохе поднимите руки через стороны вверх над головой (б). Держите прямые руки с раскрытыми ладонями развернутыми внутрь параллельно друг другу. Взгляд направлен немного вверх, плечи расслаблены и отведены вниз и назад. На выдохе опустите руки через стороны вниз, опустите подбородок на грудь. Повторите дыхательный и двигательный циклы еще шесть раз.

3. Наклон вперед из положения стоя (Уттанасана)

На вдохе поднимите руки над головой, затем на выдохе наклонитесь вперед, опустив руки на пол. Расслабьте полностью шею, при необходимости согните колени. На вдохе вернитесь в исходное положение, поднимая руки через стороны, смотрите вперед. Повторите дыхательный и двигательный циклы четыре раза. Затем удерживайте наклон в течение шести циклов дыхания. На вдохе тяните заднюю поверхность тела, на выдохе увеличивайте глубину наклона. На вдохе поднимитесь, переведите руки через стороны вверх. На выдохе опустите руки вдоль туловища и опустите подбородок на грудь.

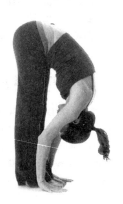

4. Поза воина (Вирабадрасана)

Вытяните руки вдоль туловища, ноги на расстоянии 1,30—1,50 метра друг от друга. Разверните правую стопу, бедро, а также плечи вперед, левую стопу разверните под углом 45 градусов. На вдохе согните правое колено и поднимите руки через стороны над головой. Прямые руки параллельны, открытые ладони развернуты внутрь. Расслабьте плечи, приподнимите грудную клетку. Взгляд направлен вверх (а). На выдохе опустите руки и подбородок, выпрямите правую ногу (б). Повторите дыхательный и двигательный циклы четыре раза. Затем, приняв позу воина, удерживайте ее в течение шести циклов дыхания. На вдохе опустите руки, выпрямите правую ногу, опустите подбородок. Повторите упражнение с левой ноги.

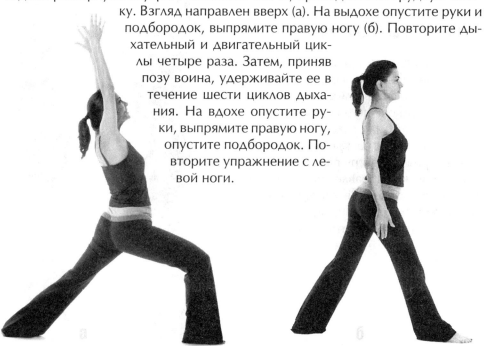

5. Поза треугольника (Триконасана)

Положение стоп такое же, как и в виньясе Воин. Расправьте плечи, на вдохе поднимите руки в стороны, на уровень плеч. Наклонитесь к левой ноге и на выдохе поместите левую руку на голень, а правую руку поднимите вверх (а). Левая рука должна располагаться на голени на такой высоте, чтобы грудь оставалась раскрытой. Держите ноги прямыми, не выгибайте левое колено. Вдохните, распределяя вес на обе ноги, смотрите вверх, тяните вверх правую руку с раскрытой ладонью и раздвинутыми пальцами. На выдохе опустите правую руку за спину, поверните голову, взгляд направьте вниз на левую ногу, левую руку оставьте прямой (б). На вдохе поднимите правую руку. Повторите движение руки четыре раза. Затем удерживайте позу треугольника с поднятой рукой в течение шести циклов дыхания. На вдохе поднимитесь, сохраняя руки на уровне плеч. На выдохе опустите руки и расслабьтесь. Разверните ноги в противоположном направлении и повторите упражнение для другой ноги.

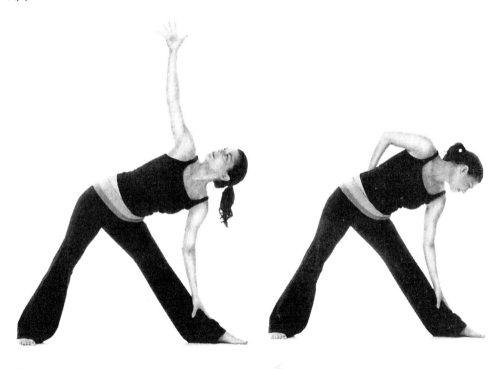

а   б

6. Поза скрученного треугольника (Паривритта триконасана)

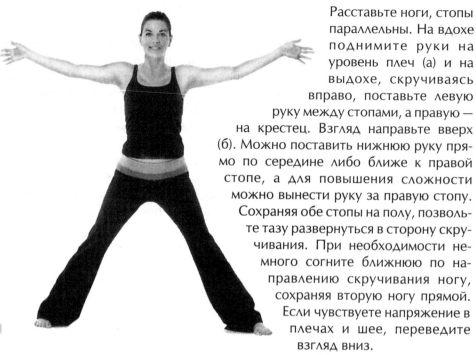

Расставьте ноги, стопы параллельны. На вдохе поднимите руки на уровень плеч (а) и на выдохе, скручиваясь вправо, поставьте левую руку между стопами, а правую — на крестец. Взгляд направьте вверх (б). Можно поставить нижнюю руку прямо по середине либо ближе к правой стопе, а для повышения сложности можно вынести руку за правую стопу. Сохраняя обе стопы на полу, позвольте тазу развернуться в сторону скручивания. При необходимости немного согните ближнюю по направлению скручивания ногу, сохраняя вторую ногу прямой. Если чувствуете напряжение в плечах и шее, переведите взгляд вниз.

На вдохе поднимите руки на уровень плеч и поднимите корпус. На выдохе, скручиваясь влево, поставьте правую руку между стоп, левую руку — на крестец. Взгляд направьте вверх. Повторите двигательный цикл со скручиванием четыре раза для каждой стороны. На четвертом повторе удерживайте скрученную позу для каждой стороны в течение шести циклов дыхания; на вдохе расслабляя и вытягивая позвоночник, на выдохе сильнее скручиваясь. На вдохе поднимите руки на уровень плеч, встаньте прямо, выдохните, опустите расслабленные руки вдоль туловища.

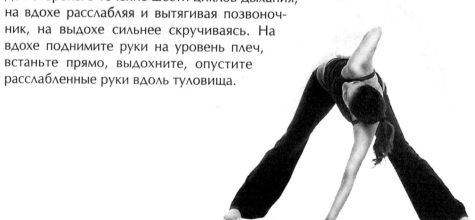

7. Наклон вперед с широко расставленными ногами (Прасарита уттанасана)

Сохраняем исходное положение предыдущего упражнения: ноги широко расставлены, стопы параллельно, руки вдоль туловища. На вдохе поднимите руки на уровень плеч. На выдохе наклонитесь вниз и поставьте руки на пол между ног, полностью расслабьте шею. При необходимости немного согните ноги в коленях. Старайтесь распределять вес равномерно по всей стопе. Удерживайте наклон вперед в течение шести циклов 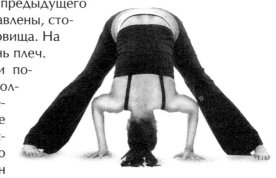 дыхания, при этом на вдохе вытягивайте позвоночник, на выдохе увеличивайте глубину наклона. На вдохе поднимитесь в положение стоя, поднимите руки на уровень плеч. На выдохе сведите ладони перед грудью.

8. Переход из позы собаки мордой вверх (Урдва мукха шванасана) в позу кобры (Бхуджангасана), позу собаки мордой вниз (Адхо мукха шванасана) и позу ребенка (Баласана)

В центр коврика положите одеяло. Исходное положение: упор на колени и руки (а). На вдохе продвиньте вперед корпус, разверните таз вперед и примите позу собаки мордой вверх, раскройте грудную клетку, немного согнув руки в локтях (б). На выдохе согните руки в локтях и опуститесь на пол (в).

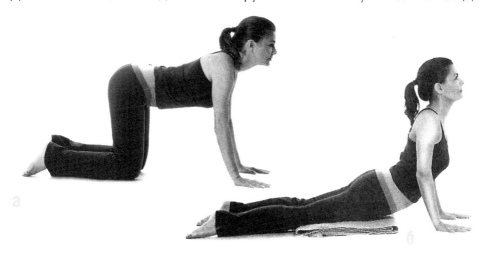

На вдохе, опираясь на ладони, поднимите голову, шею и грудную клетку в позу кобры (г). Подверните пальцы ног. На выдохе выпрямите руки и поднимите таз в позу собаки мордой вниз (д). Подогните колени (при необходимости), приблизив пятки к полу, подбородок — к грудной клетке. На вдохе опустите колени на одеяло, приподнимая грудную клетку. Взгляд направлен вверх. На выдохе примите позу ребенка (е). На вдохе встаньте на колени с упором на руки (а), продвиньте таз вперед в позу собаки мордой вверх (б). Начните виньясу с начала. Повторите виньясу шесть раз, завершив ее позой ребенка.

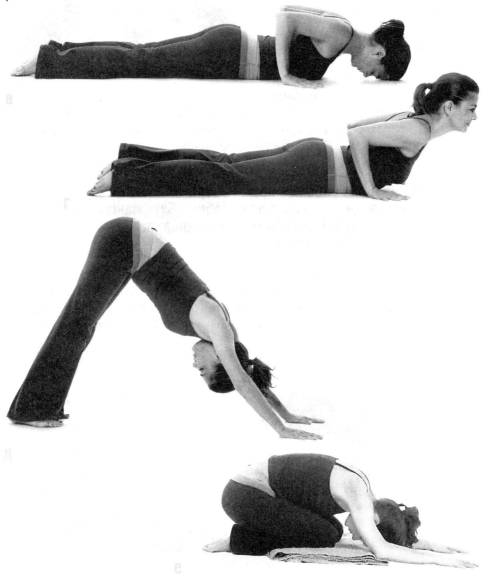

9. Переход из позы ребенка (Баласана) в стойку на коленях

Положите одеяло под колени. Исходное положение: поза ребенка, руки за спиной, раскрытые ладони развернуты вверх. На вдохе перейдите в положение стоя на коленях, поднимите руки над головой, приподнимите грудную клетку. На выдохе опуститесь в позу ребенка, переведите руки за спину. Повторите дыхательный и двигательный циклы шесть раз. По окончании останьтесь в положении стоя на коленях, опустите руки вниз.

10. Выпад из положения стоя на коленях

Положите одеяло под колени, шагните правой ногой вперед и положите обе руки на правое колено, двиньте таз вперед. Выпрямите руки, приподнимите грудную клетку, расслабьте плечи, отведя их вниз и назад, удерживайте позу в течение шести циклов дыхания. Затем перенесите вес назад, поменяйте ноги и повторите асану для левой ноги.

11. Поза ребенка (Баласана)

Опустите таз на пятки, вытяните руки вперед, положите лоб на пол, сохраняйте позу ребенка в течение шести циклов дыхания.

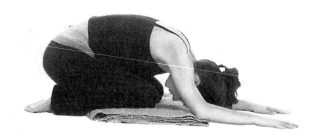

12. Скручивание в положении сидя (Ардха матсиендрасана)

Сидя на одеяле, вытяните ноги вперед. Поставьте правую стопу с внешней стороны левого бедра, левая нога остается прямой. Обхватите левой рукой правое колено, правую руку поставьте за спину, касаясь кончиками пальцев пола. Взгляд направьте назад. На вдохе приподнимите и вытяните позвоночник, затем на выдохе увеличьте глубину скручивания, втяните живот внутрь и вверх, разверните голову в направлении скручивания. Существует опасность растянуть мышцы спины, если прикладывать слишком много усилий. Сохраняйте скрученную позу в течение шести циклов дыхания, затем расслабьтесь. Повторите скручивание в левую сторону.

13. Наклон к колену в положении сидя (Джану Ширшасана)

Сидя, вытяните ноги вперед. Поместите правую стопу на внутреннюю поверхность левого бедра, при этом правое колено должно смотреть в сторону.
Разверните таз вперед и на вдохе поднимите руки над головой. На выдохе
наклонитесь вперед, вдоль вытянутой ноги, захватите руками левую стопу.
Расслабьте голову. При необходимости
немного согните колено левой ноги.
На вдохе поднимитесь, вытяните руки над головой. На выдохе наклонитесь вперед, к левой ноге.
Повторите дыхательный и двигательный циклы четыре раза.
Затем удерживайте наклон в
течение шести циклов дыхания; на вдохе вытягивая спину,

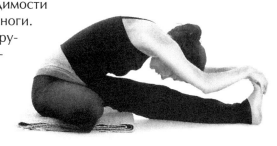

а на выдохе опускаясь ниже. На вдохе поднимитесь, вытяните руки над головой, на выдохе опустите их. Повторите асану для другой ноги.

14. Поза сапожника (Бадха конасана)

Сидя на одеяле, соедините стопы перед собой, притяните их к себе. С помощью рук раскройте согнутые ноги как книгу и раскройте таз (а). Удерживая
стопы, вдохните, вытяните руки и позвоночник. Опустите подбородок на
грудь в джаландхара бандха. Удерживайте позу в течение шести циклов дыхания, добавляя между вдохами и выдохами небольшую паузу. На шестом
выдохе округлите спину и наклонитесь вперед, вытянув руки перед собой (б).
Удерживайте позу в течение шести циклов дыха-
ния. Переступая руками, вернитесь в исходное положение на вдохе.

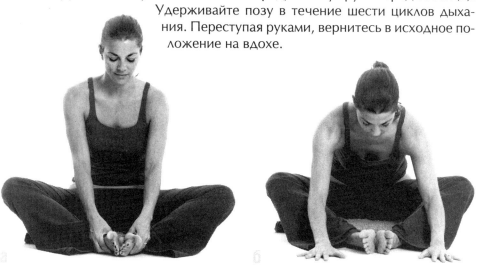

15. Поза моста (Сету бандхасана)

Уберите одеяло с коврика. Исходное положение: лежа на спине. Согните ноги в коленях, поставьте стопы параллельно на ширине бедер, вытяните руки вдоль туловища (а). На вдохе переведите руки за голову, поднимите таз, тяните грудную клетку к подбородку (б). На выдохе опустите таз на пол, руки — вдоль тела. Повторите дыхательный и двигательный циклы четыре раза. Затем примите позу моста и удерживайте ее в течение шести циклов дыхания; на вдохе вытягиваясь через грудную клетку, на выдохе втягивая живот к позвоночнику.

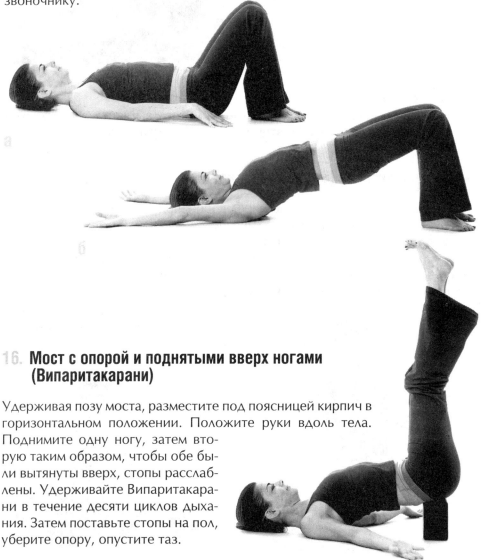

16. Мост с опорой и поднятыми вверх ногами (Випаритакарани)

Удерживая позу моста, разместите под поясницей кирпич в горизонтальном положении. Положите руки вдоль тела. Поднимите одну ногу, затем вторую таким образом, чтобы обе были вытянуты вверх, стопы расслаблены. Удерживайте Випаритакарани в течение десяти циклов дыхания. Затем поставьте стопы на пол, уберите опору, опустите таз.

17. Мертвая поза (Шавасана)

Лежа на спине, вытяните ноги. При желании и для поддержки поясницы поместите свернутое валиком одеяло под колени. Для того чтобы впитать энергию занятия, вытяните руки вдоль тела, раскрытые ладони разверните вверх, закройте глаза, избавьтесь от напряжения и расслабляйтесь в мертвой позе в течение нескольких минут.

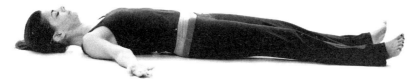

18. Скручивание в положении лежа на спине (Джатхара паpriврити)

После нескольких минут в шавасане подтяните колени к груди. На вдохе разведите руки в стороны. На выдохе опустите ноги влево, скручивая корпус. На вдохе верните ноги в исходное положение, а затем на выдохе опустите колени вправо, скручиваясь (а). Повторите дыхательный и двигательный циклы два раза в каждую сторону. Затем, удерживая тело скрученным вправо, а руки широко разведенными, сделайте вдох. На выдохе поднимите левую руку и положите поверх правой, вытягиваясь в плечевом поясе (б). На вдохе отведите левую руку в исходное положение. Повторите дыхательный и двигательный циклы четыре раза, затем удерживайте скрученную позу с открытыми руками в течение шести циклов дыхания. На вдохе поднимите согнутые ноги, на выдохе опустите ноги, скручивая корпус влево. Повторите дыхательный и двигательный циклы с изменением положения рук четыре раза, затем удерживайте скрученную позу с открытыми руками в течение шести циклов дыхания. На вдохе поднимите согнутые в коленях ноги и обхватите колени руками.

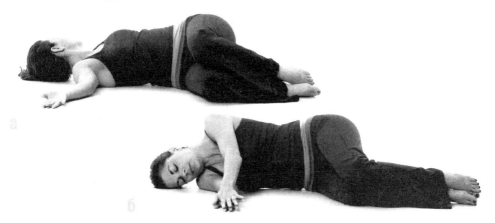

19. Раскрытие таза в положении лежа на спине

Лежа на спине, согните ноги в коленях, стопы на полу на ширине бедер параллельно друг другу. Положите левую лодыжку на верхнюю часть правого бедра и разверните, раскройте левое бедро. Обхватите правой рукой правую ногу с внешней стороны, а левую руку проведите между ног и обхватите правую ногу, переплетите пальцы рук на лодыжке правой ноги. Удерживайте позу в течение восьми циклов дыхания. На выдохе притяните ноги к корпусу, голова должна оставаться на полу, на вдохе расслабьтесь. Освободите ноги и руки, повторите упражнение для другой ноги.

20. Поочередное дыхание в позе сидя со скрещенными ногами (Пранаяма)

Для выполнения упражнения на коврик положите одеяло. Исходное положение: расслабленная поза сидя со скрещенными ногами. Вытяните правую руку вперед с раскрытой ладонью вверх. Согните указательный и средний пальцы. Затем приблизьте правую руку к носу, поместив безымянный палец на левой ноздре, а большой на правой, чуть ниже переносицы (сделайте полный дыхательный цикл — вдох и выдох через обе ноздри). Закройте левую ноздрю полностью с помощью безымянного пальца, вдыхайте через правую ноздрю. Закройте обе ноздри и задержите дыхание на несколько секунд, затем отпустите безымянный палец и выдохните через левую ноздрю. Сделайте вдох через левую ноздрю, закройте обе ноздри и задержите дыхание. Откройте правую ноздрю и сделайте выдох. Повторите упражнение шесть раз (двенадцать дыхательных циклов), завершая его выдохом через правую ноздрю. Опустите правую руку, дышите в обычном ритме. Постарайтесь почувствовать гармонию и насытиться энергией жизни.

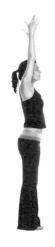

Подготовка дыхания
Поза горы

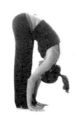

Наклон вперед
из положения стоя

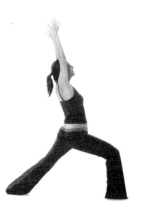

Поза воина

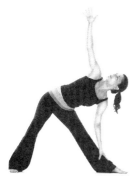

Поза треугольника

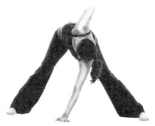

Поза скрученного
треугольника

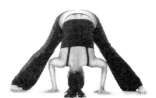

Наклон вперед с широко
расставленными ногами

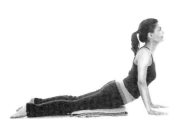

Переход из позы собаки
мордой вверх в позу кобры,
в позу собаки мордой вниз
и позу ребенка

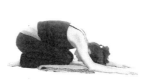

Переход из позы ребенка
в стойку на коленях

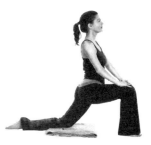

Выпад из положения
стоя на коленях

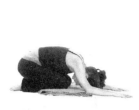

Поза ребенка

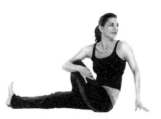

Скручивание в положении сидя

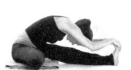

Наклон к колену в положении сидя

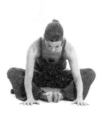

Поза сапожника

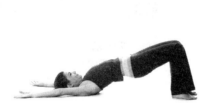

Поза моста

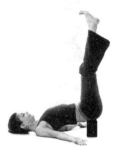

Мост с опорой и поднятыми вверх ногами

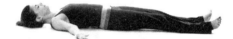

Мертвая поза

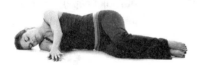

Скручивание в положении лежа на спине

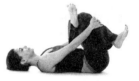

Раскрытие таза в положении лежа на спине

Попеременное дыхание в позе свободной посадки см. стр. 23

Этот комплекс позволяет провести полноценную расслабляющую утреннюю тренировку. Затратив больше времени на занятие, вы выполните больше асан и виньяс, а значит, ускорите прогресс в развитии силы, гибкости, выносливости и способности концентрироваться. Этот комплекс можно выполнять при любом уровне подготовленности и можно использовать как начало более длительного восстановительного занятия.

1. Подготовка дыхания

Лежа на спине, согните ноги, руки вытяните вдоль туловища. Расслабьтесь, старайтесь растягивать дыхательный цикл, используя методику удджайи, дыхание океана, через нос. Сделайте шесть циклов дыхания.

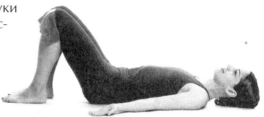

2. Движение рук в положении лежа на спине

Лежа на спине, ноги согните в коленях, поставьте стопы на пол. На вдохе перенесите руки за голову. На выдохе опустите руки вниз. Повторите упражнение, сочетая с дыханием шесть раз. Начинайте вдох/выдох вместе с началом движения, заканчивайте движение незадолго до конца дыхательного движения.

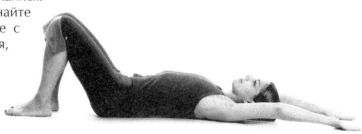

3. Колено к груди

Лежа на спине, ноги согните в коленях, поставьте стопы на пол. На вдохе перенесите руки за голову. На выдохе притяните руками одно колено к груди. На вдохе верните ногу на пол, а руки вытяните за голову. Повторите дыхательный и двигательный циклы восемь раз, каждый раз меняя ногу.

4. Вытяжение рук в положении сидя

Исходное положение: сидя со скрещенными ногами. Руки лежат на коленях. На вдохе через стороны поднимите руки вверх. Переплетите пальцы и разверните ладони вверх (а). На выдохе немного согните локти. На выдохе тянитесь через ладони вверх, вытягивайте руки. Взгляд направлен вверх (б). На выдохе немного расслабьте позу. Удерживайте позу в течение шести циклов дыхания. На последнем выдохе освободите пальцы и опустите руки через стороны на колени.

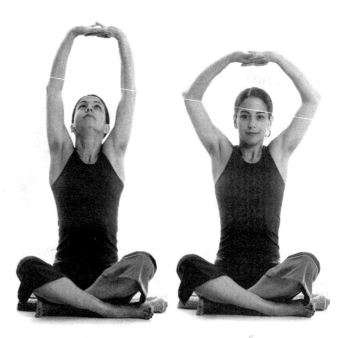

а   б

5. Наклоны в сторону в положении сидя

Сидя со скрещенными ногами, положите левую руку на правое колено и сделайте вдох, поднимите правую руку над головой и потянитесь влево, как при наклоне. Удерживайте позу в течение шести циклов дыхания. На выдохе расслабьтесь, опустите правую руку. Повторите упражнение в другую сторону.

6. Переход из позы кошки в позу ребенка (Баласана) и в позу собаки мордой вниз (Адхо мукха шванасана)

Перед началом упражнения положите одеяло на коврик. Исходное положение: упор на колени и ладони. На вдохе приподнимите грудь, примите позу кошки (а). Взгляд направлен вперед и вверх. На выдохе перейдите в позу ребенка (б). На вдохе вернитесь в исходное положение. Подверните пальцы ног и на выдохе поднимите таз, выпрямив руки, примите позу собаки мордой вниз (в). На вдохе вернитесь в исходное положение. Повторите виньясу шесть раз. На последнем повторе удерживайте позу собаки в течение пяти циклов дыхания, опустив подбородок на грудь, еще больше поднимайте таз, опускайте пятки к полу, при необходимости немного согнув ноги.

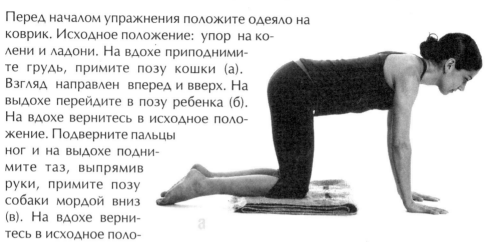

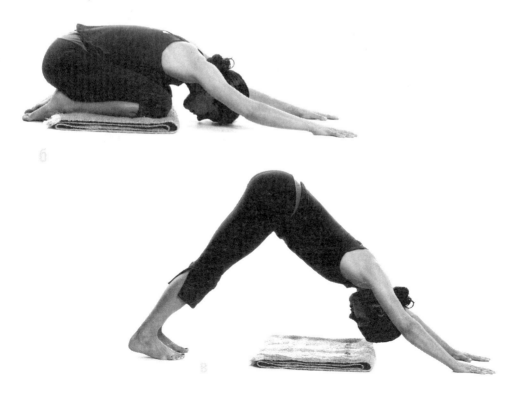

7. Поза собаки мордой вниз (Адхо мукха шванасана) и переход в положение стоя

Исходное положение: поза собаки мордой вниз. Начните шагать вперед, к рукам (а) в позу наклона вперед (можно немного согнуть ноги в коленях). Сохраняя ноги слегка согнутыми в коленях, а голову, шею и спину расслабленными, перенесите вес тела на ноги и медленно, с круглой спиной поднимайтесь в положение стоя, голову поднимите в последнюю очередь (б).

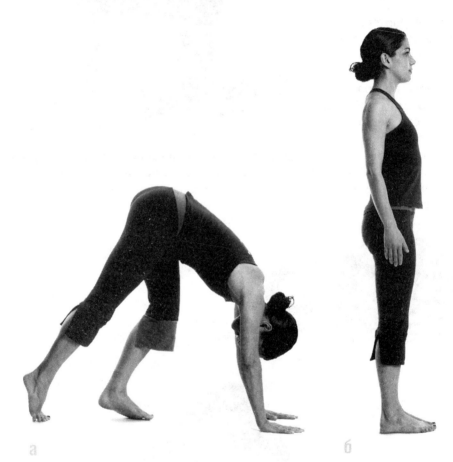

а   б

8. Выпад из положения стоя (Анджанестасана)

Исходное положение: стоя у переднего края коврика, стопы на ширине бедер параллельны, руки вдоль туловища. Взгляд направлен вперед. На вдохе поднимите руки вверх через стороны. Раскрытые ладони вытянутых рук параллельны и развернуты внутрь. Взгляд направлен вперед и вверх (а). На выдохе наклонитесь вперед, поставьте ладони на пол с двух сторон от ступней, отведите правую ногу назад. Правая пятка и колено не должны касаться пола (б). На вдохе поднимите руки вверх в позу Анджанестасана, приподнимая грудную клетку. Взгляд направлен вперед и вверх (в). На выдохе опустите руки вниз, ладони поставьте на пол с двух сторон от левой стопы. Приведите правую ногу вперед к левой, поставив ее между ладоней. Вдохните и на выдохе отведите левую ногу назад. Левая пятка и колено не касаются пола. Сделайте вдох в выпаде и поднимите руки вверх над головой, потянитесь вверх грудной клеткой. Взгляд направлен вперед и вверх. На выдохе опустите руки вниз, ладони на пол с двух сторон от правой стопы. Приведите левую ногу вперед к правой, поставив ее между ладоней. На вдохе выпрямитесь, поднимите руки через стороны вверх, ладони параллельны и развернуты внутрь. Взгляд направлен вперед и вверх. На выдохе соедините ладони перед грудью. Повторите упражнение шесть раз, каждый раз меняя ноги. На последнем повторе удерживайте выпад в течение шести циклов дыхания.

9. Поза воина (Вирабадрасана)

Исходное положение: руки вдоль туловища, ноги расставлены на расстоянии 1,30—1,50 метра друг от друга (а). Разверните правую ногу, таз, а также плечи вперед, левую ногу разверните под углом 45 градусов. На вдохе согните правое колено и поднимите руки через стороны над головой. Прямые руки параллельны, открытые ладони развернуты внутрь. Расслабьте плечи, приподнимите грудную клетку. Взгляд направлен вверх (б). На выдохе опустите руки и опустите подбородок, выпрямите правую ногу. Повторите дыхательный и двигательный циклы четыре раза. Затем, приняв позу воина, удерживайте ее в течение шести циклов дыхания. На вдохе опустите руки, выпрямите правую ногу, опустите подбородок. Поменяйте ноги местами. Повторите упражнение для другой ноги.

10. Боковой наклон вперед (Паршва уттанасана)

Исходное положение ног такое же, как и в виньясе Воин. На вдохе подними-те руки через стороны вверх, сохраняя левую ногу прямой. Взгляд направлен вперед. На выдохе наклонитесь вперед к вытянутой ноге, положив ладони на пол (или на кирпичи) по обе стороны от стопы. На вдохе поднимитесь, подни-мите руки через стороны над головой. Раскрытые ладони параллельны и раз-вернуты внутрь. Взгляд направлен вперед. На выдохе наклонитесь вперед к ноге. Повторите цикл четыре раза. Удерживайте наклон в течение шести циклов дыхания, на вдохе вытягивайте позвоночник, на выдохе увеличивай-те глубину наклона. Распределяйте вес тела равномерно на обе ноги, толкай-те бедро передней ноги назад, оставляя колено мягким. На вдохе вернитесь в положение стоя, поднимая руки через стороны вверх. На выдохе опустите руки вниз. Повторите упражнение в другую сторону.

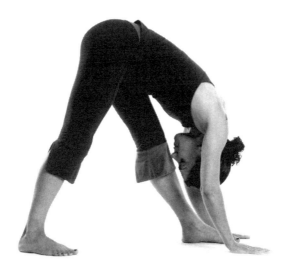

11. Поза треугольника (Триконасана)

Исходное положение ног такое же, как в предыдущем упражнении. Расправьте плечи, таз смотрит вперед. На вдохе поднимите руки в стороны. На выдохе поставьте правую руку на голень правой ноги, а левую руку поднимите вверх. Правая нога должна оставаться прямой, колено свободным. Рука должна располагаться на голени на такой высоте, чтобы грудь оставалась раскрытой. Вдохните, потянитесь вверх левой рукой, смотрите вверх, раскройте ладонь, пальцы широко раздвиньте (а). На выдохе опустите левую руку за спину, поверните голову, взгляд направьте вниз на правую ногу, правую руку оставьте прямой (б). На вдохе поднимите левую руку, посмотрите на нее. Повторите движение четыре раза. Затем удерживайте позу треугольника с поднятой рукой в течение шести циклов дыхания. Если почувствуете напряжение в шее и плечах, переведите взгляд на правую ногу, а левую руку держите вверх. На вдохе поднимитесь вверх, оставьте руки на уровне плеч. На выдохе опустите руки и расслабьтесь. Разверните ноги влево и повторите упражнение для другой ноги.

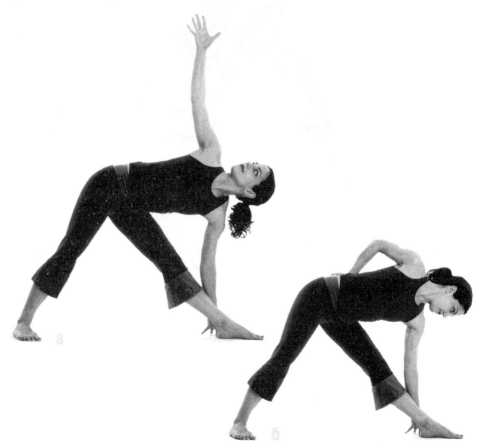

12. Поза скрученного треугольника (Париврита триконасана)

Исходное поло-
жение: стоя, ноги
расставлены, сто-
пы параллельны.
На вдохе подни-
мите руки в сто-
роны на уровень
плеч (а) и на выдо-
хе, скручиваясь вправо, поставьте левую руку между ступней, а правую руку
на поясницу. Взгляд направьте вверх
(б). Можно ставить руку прямо посе-
редине между стоп, ближе к правой стопе, а для повышения сложности можно выносить руку за
правую стопу. Сохраняя обе
стопы на полу, позвольте
тазу развернуться в сто-
рону скручивания. При
необходимости немно-
го согните ближнюю по
направлению скручива-
ния ногу, сохраняя вторую ногу прямой.
Если чувствуете напряжение в плечах и
шее, переведите взгляд вниз.

На вдохе поднимите руки на уровень плеч и поднимите корпус. На выдохе, скручиваясь влево, поставьте
правую руку между ступней, левую
на поясницу. Взгляд направьте
вверх. Повторите двигательный
цикл со скручиванием четыре
раза для каждой стороны. На
четвертом повторе удерживай-
тесь в скрученной позе для каждой стороны в течение шести
циклов дыхания; на вдохе расслабляя и вытягивая позво-
ночник, на выдохе сильнее скручиваясь. Затем на вдохе поднимите руки на
уровень плеч, встаньте прямо, выдохните, опустите расслабленные руки.

13. Наклон вперед с широко расставленными ногами (Прасарита уттанасана)

Сохраняем исходное положение предыдущего упражнения: ноги широко расставлены, стопы параллельно, руки вдоль туловища. На вдохе поднимите руки на уровень плеч. На выдохе наклонитесь и поставьте руки на пол между стоп, полностью расслабьте шею. При необходимости немного согните ноги в коленях. Старайтесь распределять вес равномерно на всю стопу. Удерживайте наклон вперед в течение шести циклов дыхания, при этом на вдохе вытягивайте позвоночник, на выдохе увеличивайте глубину наклона. На вдохе поднимитесь в положение стоя, поднимите руки в стороны на уровне плеч. На выдохе соедините ладони перед грудью.

14. Переход из позы собаки мордой вверх (Урдва мукха шванасана) в позу кобры (Бхуджангасана), позу собаки мордой вниз (Адхо мукха шванасана) и позу ребенка (Баласана)

В центр коврика положите одеяло. Исходное положение — упор на колени и ладони (а). На вдохе продвигайте корпус вперед, опустите бедра на пол, приняв подготовительную позу собаки мордой вверх, раскройте грудную клетку, немного согнув локти (б).

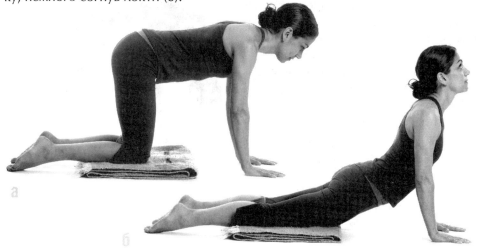

На выдохе согните руки в локтях и опуститесь на пол. На вдохе, опираясь на ладони, поднимите голову, шею и грудную клетку в позу кобры (в). Подверните пальцы ног. На выдохе, вытягиваясь на руках, поднимите таз и примите позу собаки мордой вниз (г). Подогните колени (при необходимости) и тяните пятки к полу, опустив подбородок к груди. На вдохе опустите колени на одеяло, приподнимая грудную клетку. Взгляд направлен вверх. На выдохе примите позу ребенка (д). На вдохе встаньте на колени с упором на руки, продвигайте таз вперед в позу собаки мордой вверх.

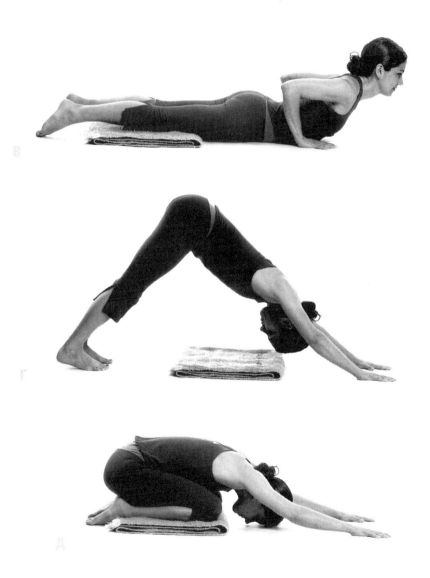

15. Поза кобры (Бхуджангасана)

Лежа на животе, опустите лоб на пол, поставьте ладони на пол у области ребер. На вдохе, опираясь на руки, постепенно поднимайте голову, шею и грудную клетку в позу кобры. На выдохе опустите голову, шею и грудную клетку вниз. Повторите дыхательный и двигательный циклы четыре раза. Затем удерживайте позу кобры в течение шести дыхательных циклов; на выдохе, опуская живот к полу, на вдохе, раскрывая грудную клетку и вытягиваясь вверх. Затем на выдохе опуститесь на пол.

16. Поза стрекозы (Шалабхасана)

Лежа на животе, вытяните руки вдоль туловища раскрытыми ладонями вверх (а). На вдохе поднимите голову, грудь, ноги и руки, развернув ладони вниз. Взгляд направлен вверх (б). На выдохе опустите голову, грудь, ноги и разверните ладони вверх. Повторите упражнение в сочетании с дыханием четыре раза, на четвертом повторе удерживайте позу стрекозы в течение шести циклов дыхания.

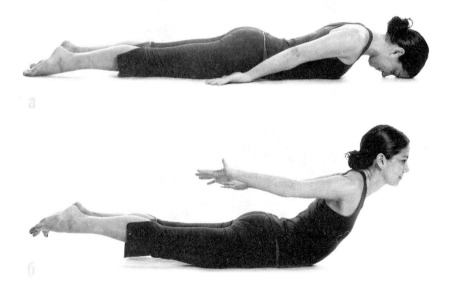

17. Подъем ног вверх из положения лежа на спине
(Урдва прасарита падасана)

Исходное положение: лежа на спине, обхватите колени согнутых ног руками (а). На вдохе перенесите руки за голову и положите их достаточно далеко друг от друга таким образом, чтобы плечи удобно лежали на полу. Вытяните ноги вверх, стопы тяните на себя (б). На выдохе согните ноги и обхватите колени руками. Повторите дыхательный и двигательный циклы четыре раза. Затем в течение шести циклов дыхания удерживайте ноги вытянутыми вверх, а руки лежащими за головой. На последнем выдохе согните ноги, обхватив колени руками, и расслабьтесь.

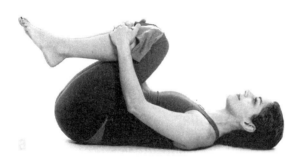

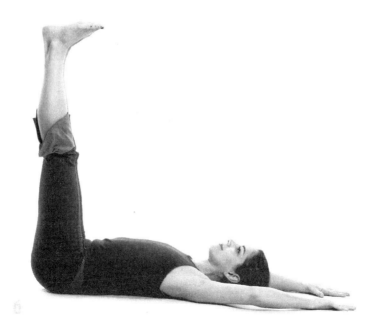

18. Подъем ног (Урдва падасана)

Лежа на спине, положите руки под поясницу ладонями вниз, притяните согнутые колени к груди. На вдохе поднимите ноги вверх, тяните стопы на себя. На выдохе удерживайте положение. На вдохе опустите ноги примерно на 30 градусов вниз, на выдохе поднимите ноги, немного согните колени для уменьшения напряжения нижней части спины. Повторите движение шесть раз. На последнем повторе удерживайте опущенные ноги в течение восьми циклов дыхания. На вдохе поднимите ноги, высвободите руки. На выдохе притяните согнутые ноги к груди.

19. Поза моста (Сету бандхасана)

Лежа на спине, согните колени, поставьте стопы на пол параллельно на ширине бедер, на комфортном расстоянии от тела, вытяните руки вдоль туловища (а). На вдохе перенесите вытянутые руки за голову и, опираясь на стопы, поднимите таз, тяните грудину к подбородку (б). На выдохе опустите таз на пол, а руки верните в исходное положение. Повторите дыхательный и двигательный циклы четыре раза. Затем удерживайте позу моста в течение шести циклов дыхания. На вдохе раскрывайте грудную клетку, а на выдохе втягивайте живот к позвоночнику.

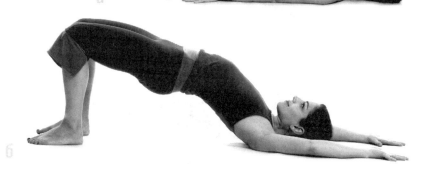

20. Мост с опорой и поднятыми вверх ногами (Випаритакарани)

Исходное положение: поза моста. Удерживая позу моста, горизонтально разместите под поясницей кирпич. Положите руки вдоль тела. Поднимите одну ногу, затем вторую таким образом, чтобы обе были вытянуты вверх, стопы расслаблены. Удерживайте Випаритакарани в течение десяти вдохов. Затем поставьте стопы на пол, уберите опору, опустите таз.

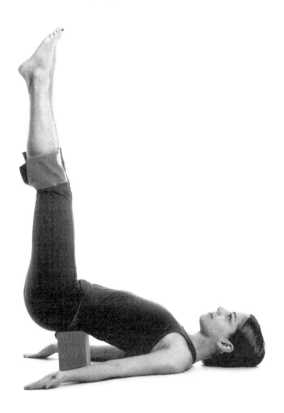

21. Скручивание в положении лежа на спине (Джантхара паприврити) в сочетании с движениями рук

Исходное положение: лежа на спине, подтяните колени к груди. На вдохе разведите руки в стороны. На выдохе опустите ноги вправо, скручивая корпус. На вдохе верните ноги в исходное положение, а затем на выдохе опустите ноги влево, скручиваясь (а). Повторите дыхательный и двигательный циклы два раза в каждую сторону. Затем, удерживая тело скрученным влево, а руки широко разведенными, сделайте вдох. На выдохе поднимите правую руку и положите поверх левой, вытягиваясь в плечевом поясе (б). На вдохе верните правую руку в исходное положение. Повторите дыхательный и двигательный циклы четыре раза, затем удерживайте скрученную позу с открытыми руками в течение шести циклов дыхания. На вдохе поднимите согнутые ноги, на выдохе опустите ноги, скручиваясь вправо. Повторите дыхательный и двигательный циклы с изменением положения рук четыре раза, затем удерживайте скрученную позу с открытыми руками в течение шести циклов дыхания. На вдохе поднимите согнутые в коленях ноги и обхватите колени руками.

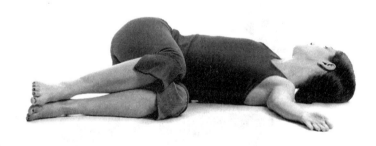

а

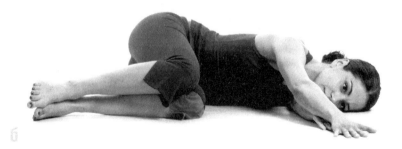

б

22. Приведение коленей к груди (Апанасана)

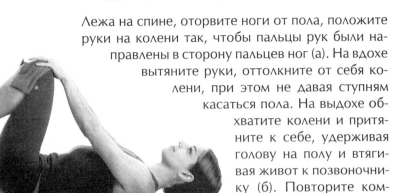

Лежа на спине, оторвите ноги от пола, положите руки на колени так, чтобы пальцы рук были направлены в сторону пальцев ног (а). На вдохе вытяните руки, оттолкните от себя колени, при этом не давая ступням касаться пола. На выдохе обхватите колени и притяните к себе, удерживая голову на полу и втягивая живот к позвоночнику (б). Повторите комплекс восемь раз.

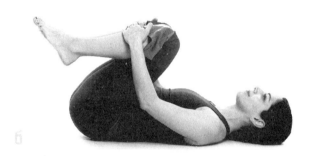

23. Раскрытие таза в положении лежа на спине

Лежа на спине, согните ноги в коленях, поставьте стопы на пол на ширине бедер параллельно друг другу. Положите левую лодыжку на верхнюю часть правого бедра и разверните, раскройте левое бедро. Обхватите правой рукой правую ногу с внешней стороны, а левую руку проведите между ног и обхватите правую ногу, переплетите пальцы рук на лодыжке правой ноги. Удерживайте позу в течение восьми циклов дыхания. На выдохе тяните ноги к корпусу, голова должна оставаться на полу, на вдохе расслабьтесь. Освободите ноги и руки, повторите упражнение для другой ноги.

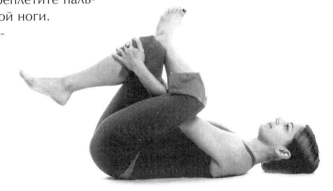

24. Наклоны вперед со скручиванием (Джану ширшасана)

Сидя, вытяните ноги вперед. Поставьте левую стопу на внутреннюю поверхность правого бедра, опускайте левое колено к полу. Под левое колено положите одеяло для опоры и при необходимости немного согните правую ногу. Захватите внутреннюю сторону стопы правой ноги правой рукой, а левую руку положите на поясницу (а). На вдохе вытягивайте позвоночник, тяните грудную клетку вверх. На выдохе, скручиваясь, раскройтесь в левую сторону. На вдохе вытягиваясь через грудную клетку, немного откиньтесь назад; удерживайте позицию в течение шести циклов дыхания. На вдохе разверните таз вперед, захватите правой рукой стопу сверху и положите на нее левую руку. На выдохе увеличьте глубину наклона вперед, тянитесь головой к правому колену (б). Удерживайте наклон вперед Джану ширшасана в течение шести циклов дыхания. На вдохе расширяйте область задних ребер, на выдохе увеличьте глубину наклона вперед, втягивая живот. На вдохе поднимитесь вверх, поднимая руки вверх над головой, выдохните, опустите руки. Поменяйте ноги и повторите упражнение для другой ноги.

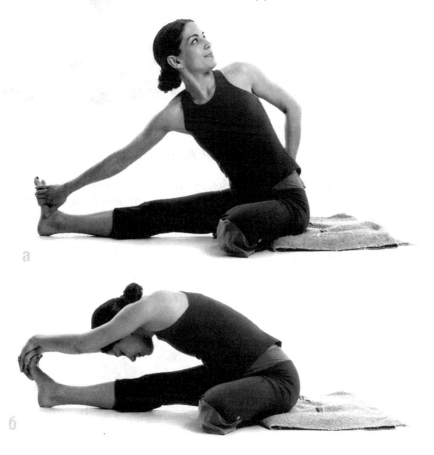

25. Поза сапожника (Бадха конасана)

Исходное положение: сидя на одеяле, соедините стопы, притяните их к себе. Руками раскройте стопы, как книгу, опускайте бедра к полу (а). Удерживая стопы, вдохните, выпрямите руки, вытяните позвоночник. Опустите подбородок на грудь в Джаландхара бандха. Удерживайте позу в течение шести циклов дыхания, добавляя небольшую паузу. На шестой выдох округлите спину и наклонитесь вперед, вытянув руки перед собой (б). Удерживайте позу в течение шести циклов дыхания.

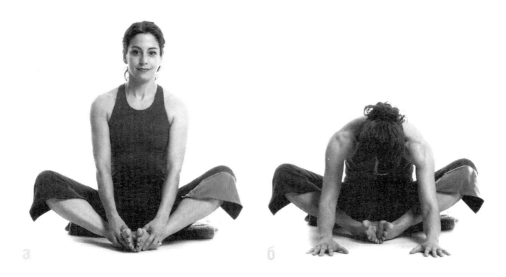

26. Поза стола

Сидя, поставьте стопы и ладони на пол. Ладони располагаются за корпусом, пальцы развернуты внутрь. На вдохе поднимите таз, толкая вверх грудную клетку и отводя голову назад. Если вы чувствуете напряжение в шее, опустите подбородок на грудь в Джаландхара бандха. На вдохе опустите таз и положите подбородок на грудь. Повторите комплекс четыре раза. На четвертом повторе удерживайте позу стола в течение шести циклов дыхания. Затем на выдохе опустите таз, опустите подбородок к груди.

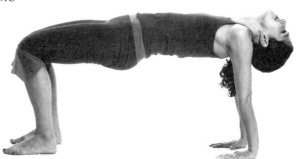

27. Наклон вперед из положения сидя (Пашчиматанасана)

Исходное положение: сидя, вытяните ноги вперед, при необходимости немного согните их в коленях или даже поместите под колени одеяло или валик. На вдохе поднимите руки над головой (а), на выдохе наклонитесь вперед, положите руки поверх ступней и расслабьте шею полностью (б). Оставайтесь в наклоне и на вдохе поднимите только голову, на выдохе опустите голову. Повторите упражнение четыре раза, начните растягивать заднюю поверхность спины, удерживая наклон вперед с расслабленной шеей в течение шести циклов дыхания. Вдохните и поднимитесь, поднимите руки над головой, выдохните, опустите руки вниз.

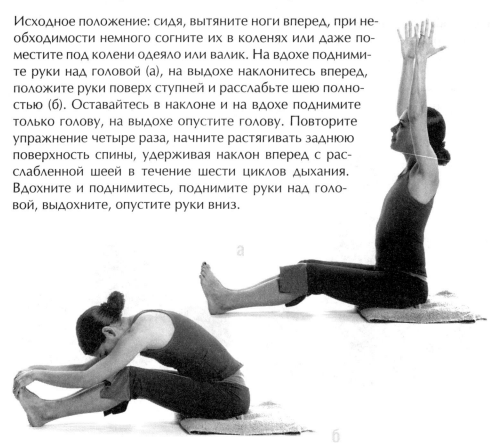

28. Мертвая поза (Шавасана)

Лежа на спине, вытяните ноги. При желании для расслабления поясницы поместите свернутое одеяло или валик под колени. Вытяните руки вдоль тела, раскрытые ладони разверните вверх, закройте глаза, успокойте дыхание, избавьтесь от напряжения мышц. Позвольте уму тоже расслабиться, не концентрируясь на какой-то конкретной мысли, которая бы отвлекала вас от ваших ощущений и от дыхания.

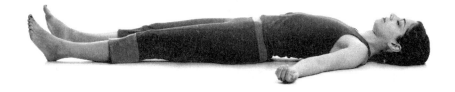

29. Дыхание океана в положении сидя (Удджайи пранаяма)

После нескольких минут в Шавасане повернитесь на бок, а затем сядьте, скрестив ноги, на одеяло или мягкую подушку. Положите руки на колени, разверните раскрытые ладони вверх, соедините указательный и большой пальцы. Закройте глаза, сконцентрируйтесь и, используя удджайи, дыхание океана, начните увеличивать длину и глубину дыхания в течение последующих четырех дыхательных циклов. Затем в течение десяти последующих дыхательных циклов поддерживайте глубокое, ровное, спокойное дыхание, постепенно добавляя небольшие паузы между вдохами и выдохами, концентрируйтесь на каждом дыхательном движении. Перестаньте делать паузы и позвольте вдоху плавно перетекать в выдох, успокаивайте дыхание в течение еще четырех циклов. Постепенно перейдите к обычному ритму дыхания. Затем, сохраняя принятую для выполнения дыхательного упражнения позу, сконцентрируйтесь на ощущении покоя.

30. Завершение

Исходное положение: сидя, ноги скрещены. Соедините ладони перед грудью, закройте глаза. На вдохе поднимите руки через стороны, вверх над головой, соедините ладони. На выдохе опустите соединенные ладони к области сердца. Повторите дыхательный и двигательный циклы три раза. Ощутите открытость и готовность к началу дня.

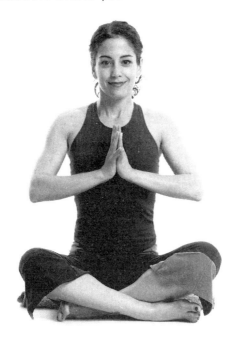

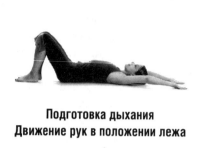

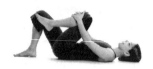

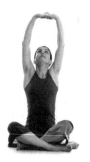

**Подготовка дыхания
Движение рук в положении лежа**

Колено к груди

**Вытяжение рук
в положении сидя**

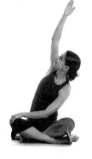

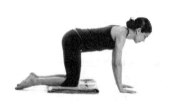

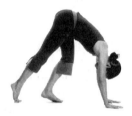

**Наклоны в сторону
в положении сидя**

**Виньяса — поза кошки
(6 раз)**

Переход в положение стоя

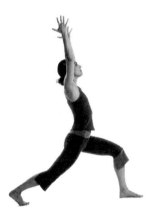

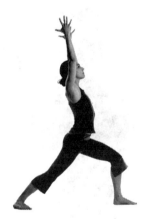

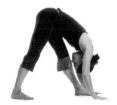

Выпад из положения стоя

Поза воина

Наклон вперед к одной ноге

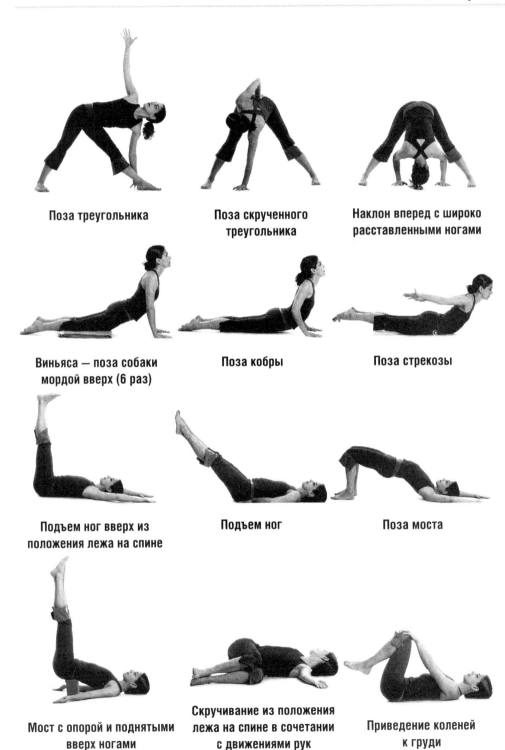

Поза треугольника

Поза скрученного треугольника

Наклон вперед с широко расставленными ногами

Виньяса — поза собаки мордой вверх (6 раз)

Поза кобры

Поза стрекозы

Подъем ног вверх из положения лежа на спине

Подъем ног

Поза моста

Мост с опорой и поднятыми вверх ногами

Скручивание из положения лежа на спине в сочетании с движениями рук

Приведение коленей к груди

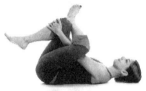

**Раскрытие таза
в положении лежа на спине**

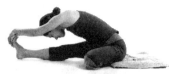

**Наклоны вперед
со скручиванием**

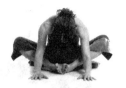

Поза сапожника

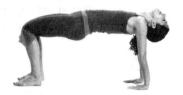

Поза стола

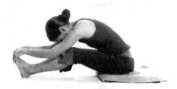

**Наклон вперед из положения
сидя**

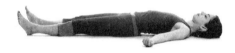

Мертвая поза

**Дыхание океана в положении сидя
см. стр. 111**

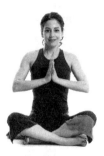

Завершение

5

Занятия средней интенсивности

Основой занятий средней интенсивности является то, что я бы назвал умеренным подходом к выполнению асан. Для начинающих большая часть представленных далее асан и виньяс будут достаточно сложными, и, может быть, их стоит отложить до того момента, когда вы будете достаточно подготовлены и приобретете достаточный опыт в занятиях йогой. Для многих, к числу которых я причисляю себя, такие занятия становятся основой для ежедневных тренировок до конца жизни. Кроме того, упражнения этого уровня интенсивности могут выполняться достаточно опытными практиками, не имеющими противопоказаний по здоровью. Несмотря на то что асаны и виньясы, а также дыхательные упражнения, относимые к комплексу средней интенсивности, достаточно сложны в исполнении, они не ведут к перегрузке. Занятия йогой — это то, что мы можем пронести через все фазы и этапы жизни. Эти комплексы могут стать средствами для того, чтобы преодолевать жизненные фазы и этапы, находя безошибочные решения, создавая атмосферу комфорта и легкости.

Эта 20-минутная тренировка представляет собой минимальный комплекс упражнений для утренних занятий достаточно опытного йога, ограниченного во времени. В те дни, когда у вас мало времени, но тем не менее вы нуждаетесь в разминке для того, чтобы нагрузить и растянуть мышцы, очистить ум и подбодрить дух перед долгим днем, я советую прибегнуть к этому комплексу упражнений.

1. Подготовка дыхания

Стоя у переднего края коврика, поставьте стопы на ширине бедер параллельно друг другу, руки вдоль туловища, взгляд направьте вперед. Обратите внимание на дыхание и начните постепенно увеличивать глубину вдоха и длину выдоха, используя удджайи, дыхание океана, через нос. Сделайте шесть циклов дыхания.

2. Поза горы (Тадасана)

Стоя у переднего края коврика, поставьте стопы на ширине бедер параллельно друг другу, руки вдоль туловища, взгляд направьте вперед. На вдохе поднимите руки через стороны вверх. Держите прямые руки с раскрытыми ладонями, развернутыми внутрь над головой, параллельно друг другу. Взгляд направлен немного вверх, плечи расслаблены и отведены вниз и назад. На выдохе опустите руки через стороны вниз, опустите подбородок на грудь. Повторите дыхательный и двигательный циклы еще четыре раза.

3. Наклон вперед из положения стоя (Уттанасана)

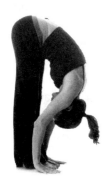

На вдохе поднимите руки над головой, на выдохе наклонитесь, опустив руки на пол. Расслабьте полностью шею, при необходимости согните колени. На вдохе вернитесь в исходное положение, поднимая руки через стороны, смотрите вперед. Повторите дыхательный и двигательный циклы четыре раза. Затем удерживайте наклон в течение шести циклов дыхания. На вдохе вытягивайте заднюю поверхность тела, на выдохе увеличивайте глубину наклона. На вдохе поднимитесь, поднимите руки через стороны вверх. На выдохе опустите руки вниз, опустите подбородок на грудь.

4. Поза воина (Вирабадрасана)

Исходное положение: руки вдоль туловища, ноги расставлены (правая вперед, левая назад). Разверните правую ногу, таз, а также плечи вперед, левую ногу разверните под углом 45 градусов. На вдохе согните правое колено и поднимите руки через стороны вверх. Прямые руки параллельны, открытые ладони развернуты внутрь. Расслабьте плечи, приподнимите грудную клетку. Взгляд направлен вверх (а). На вдохе наклонитесь к правой ноге, опустите руки на пол или поставьте на кирпичи, размещенные с обеих сторон правой стопы, опустите подбородок (б) и расслабьте шею. За счет силы ног и вдоха поднимитесь, переведите руки через стороны вверх. Повторите дыхательный и двигательный циклы четыре раза. Затем, приняв позу воина, удерживайте ее в течение шести циклов дыхания. На выдохе опустите руки, согните правую ногу, поставьте руки на пол (или кирпичи), полностью расслабьте шею.

5. Боковой наклон вперед (Паршва уттанасана)

Исходное положение: окончание позы воина — ноги широко расставлены, правая нога согнута под углом 45 градусов, руки на полу или на кирпичах. На вдохе вытяните позвоночник, приподнимите грудную клетку и разверните таз вперед. На выдохе выпрямите правую ногу, толкая правое бедро назад. Удерживайте наклон в течение шести циклов дыхания, распределив вес тела на обе ноги. На вдохе вытягивайте заднюю поверхность тела, на выдохе увеличивайте глубину наклона. Затем на вдохе поднимите корпус вверх и руки через стороны вверх, подбородок опустите к груди. Выдохните, опустите руки, поменяйте ноги и повторите сначала виньясу воина, а потом наклон.

6. Поза треугольника (Триконасана)

Исходное положение ног такое же, как и в предыдущей виньясе (левая нога впереди, правая сзади). Расправьте плечи. На вдохе поднимите руки в стороны, на уровень плеч. Наклонитесь и на выдохе поставьте левую руку на голень левой ноги, а правую руку поднимите вверх. Левая рука должна располагаться на голени на такой высоте, чтобы грудь оставалась раскрытой. Выпрямите ноги, но не втягивайте левое колено. Вдохните, распределите вес на обе ноги, взгляд направлен вверх; вытягивайте вверх правую руку с раскрытой ладонью и разведенными пальцами (а). На выдохе опустите правую руку за спину, поверните голову, взгляд направьте вниз на левую ногу, левую руку оставьте прямой (б). На вдохе поднимите правую руку. Повторите движение руки четыре раза. Затем удерживайте позу треугольника с поднятой рукой в течение шести циклов дыхания. На вдохе поднимитесь вверх, руки в стороны на уровне плеч. На выдохе опустите руки и расслабьтесь. Поменяйте положение ног и повторите упражнение.

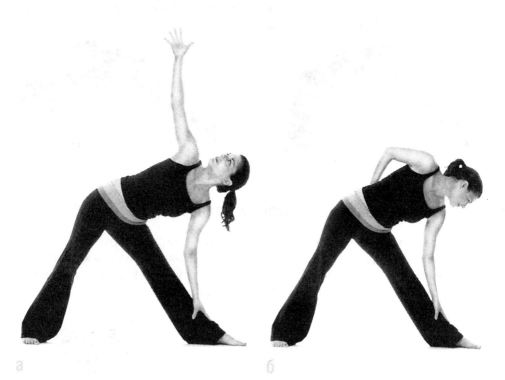

а   б

7. Наклон вперед с широко расставленными ногами (Прасарита уттанасана)

Сохраняем исходное положение предыдущего упражнения: ноги широко расставлены, стопы параллельно, руки вдоль туловища. На вдохе поднимите руки в стороны на уровень плеч, раскройте ладони и широко разведите пальцы (а). На выдохе наклонитесь вперед и поставьте руки на пол между стоп, полностью расслабьте шею (б). Удерживайте наклон в течение шести циклов дыхания, при этом на вдохе вытягивайте позвоночник, на выдохе увеличивайте глубину наклона. На вдохе поднимитесь в положение стоя, поднимите руки в стороны на уровень плеч. На вдохе соедините ладони перед грудью.

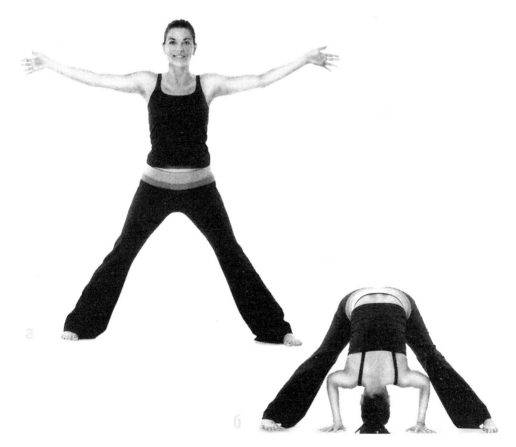

8. Приветствие солнцу на коленях

Исходное положение: стоя на коленях с упором на руки, ладони на ширине плеч. Выполните комплекс «приветствие солнцу», описание которого приведено в главе 3. Повторите последовательность шесть раз.

9. Переход к вытяжениям

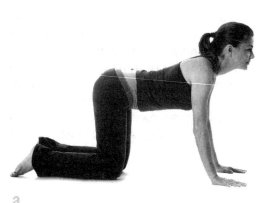

На вдохе перейдите в упор на ладони и колени, разверните вперед грудь и направьте взгляд вперед (а). На выдохе вытягивайтесь на руках и поднимите таз, перейдите в позу собаки мордой вниз (б). Сохраняя пальцы ног подвернутыми, руки прямыми, перейдите в позу планки (в) (корпус и ноги находятся на одной линии). На выдохе согните руки и опуститесь на пол, ладони по бокам грудной клетки (г).

а

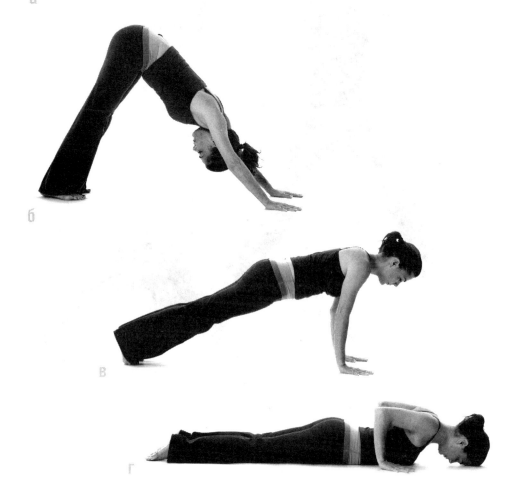

б

в

г

10. Поза кобры (Бхуджангасана)

Лежа на животе, лоб на полу, ладони рук — у области ребер. На вдохе, опираясь на руки, постепенно поднимайте голову, шею и грудную клетку в позу кобры. На выдохе опустите голову, шею и грудную клетку вниз. Повторите дыхательный и двигательный циклы четыре раза. Затем удерживайте позу кобры в течение шести циклов дыхания; на выдохе сохраняйте подъем и прижимайтесь животом к полу, на вдохе тяните вверх грудину. Затем на выдохе опуститесь на пол.

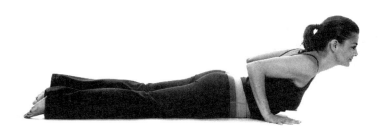

11. Поза лука (Дханурасана)

Лежа на животе, согните ноги в коленях и прогнитесь, захватив руками лодыжки. Немного сократите стопы и разведите пальцы ног, удерживайте ноги достаточно близко друг к другу, но не сводите их вместе. На вдохе поднимите голову, шею, грудную клетку, стопы и ноги, позволяя плечам разворачиваться назад и раскрывать грудную клетку. Удерживайте позу лука в течение восьми циклов дыхания. На выдохе опуститесь на пол, отпустите ноги и расслабьтесь.

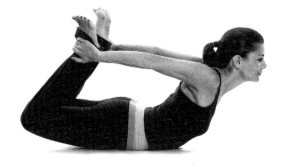

12. Переход из позы ребенка (Баласана) в позу кошки

Исходное положение: на коленях в позе ребенка, лоб лежит на полу (а). На вдохе перейдите в упор на колени и ладони, приподнимите грудную клетку, взгляд направьте вперед и вверх (б). На выдохе округлите спину и вернитесь в позу ребенка. Повторите дыхательный и двигательный циклы шесть раз, постепенно освобождаясь от напряжения в нижней части спины, возникшего после выполнения позы лука и кобры.

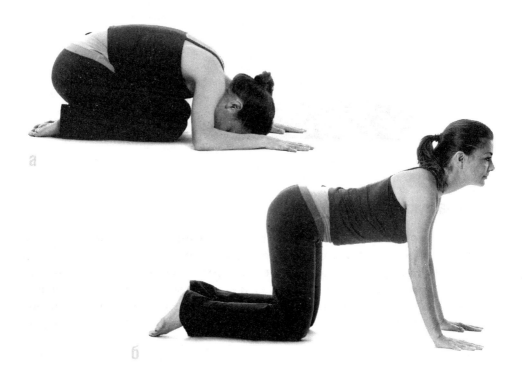

13. Скручивание в положении сидя (Ардха матсиендрасана)

Сядьте, вытянув ноги вперед. Поставьте правую стопу за левое бедро, левая нога остается прямой. Обхватите левой рукой правое колено, правую руку поставьте за корпус, касаясь кончиками пальцев пола.
Взгляд направьте назад. На вдохе приподнимите и вытяните позвоночник, затем на выдохе сильнее скрутитесь, втяните живот внутрь и вверх, разверните голову в направлении скручивания. Существует опасность растянуть мышцы позвоночника, если приложить к скручиванию слишком большие усилия. Сохраняйте скрученную позу в течение шести циклов дыхания, затем расслабьтесь. Повторите скручивание в левую сторону.

14. Контроль дыхания

Сидя со скрещенными ногами, положите руки на колени ладонями вверх. Сделайте 10 ровных, глубоких, плавных вдохов с закрытыми глазами. Откройте глаза. Вы полны энергии и готовы к новому дню.

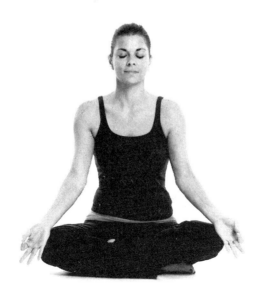

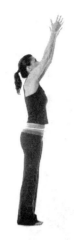

Подготовка дыхания Поза горы

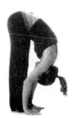

Наклон из положения стоя

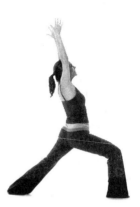

Поза воина

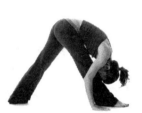

Боковой наклон вперед

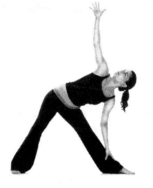

Поза треугольника

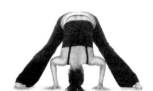

Наклон вперед с широко расставленными ногами

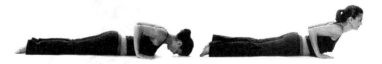

Приветствие солнцу см. стр. 54

Переход к вытяжениям

Поза кобры

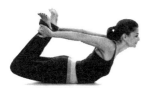

Поза лука

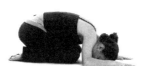

Переход из позы
ребенка в позу кошки

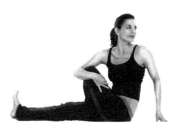

Скручивание в положении сидя

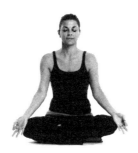

Контроль дыхания

Этот комплекс, пожалуй, является серединой на пути к интенсивным комплексам утренних тренировок. За 40 минут без спешки можно провести достаточно глубокую тренировку, в результате которой почувствуете прилив сил.

1. Подготовка дыхания

Встаньте у переднего края коврика, стопы на ширине бедер и параллельны, руки вдоль туловища, взгляд направлен вперед. Наблюдайте за дыханием и начните постепенно увеличивать глубину вдоха и длину выдоха, используя уджджайи, дыхание океана, через нос. Сделайте шесть циклов дыхания.

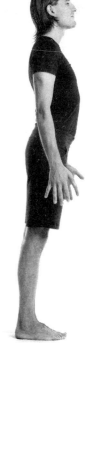

2. Поза горы (Тадасана)

Встаньте у переднего края коврика, стопы на ширине бедер и параллельны, руки вдоль туловища, взгляд направлен вперед. На вдохе поднимите руки через стороны вверх. Держите выпрямленные руки с раскрытыми ладонями, развернутыми внутрь над головой, параллельно друг другу. Взгляд направлен немного вверх, плечи расслаблены и отведены вниз и назад. На выдохе опустите руки через стороны вниз, опустите подбородок на грудь. Повторите дыхательный и двигательный циклы еще четыре раза.

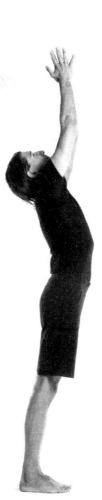

3. Наклон вперед из положения стоя (Уттанасана)

На вдохе поднимите руки над головой, затем на выдохе наклонитесь, опустив руки на пол. Расслабьте полностью шею, при необходимости согните колени. На вдохе вернитесь в исходное положение, поднимая руки через стороны вверх, взгляд направлен вперед. Повторите дыхательный и двигательный циклы четыре раза. Затем удерживайте наклон в течение шести циклов дыхания. На вдохе вытягивая заднюю поверхность тела, на выдохе увеличивая глубину наклона. На вдохе поднимитесь вверх, поднимите руки через стороны вверх. На выдохе опустите руки и опустите подбородок на грудь.

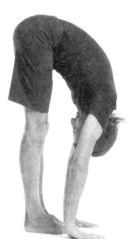

4. Поза стула (Уткатасана)

Исходное положение: встаньте прямо, стопы параллельно на ширине бедер. На вдохе поднимите прямые руки над головой, раскрытые ладони развернуты внутрь и не касаются друг друга. Взгляд направлен вперед, а подбородок смотрит на грудную клетку (а). На выдохе согните ноги в коленях, опустите таз на уровень коленей, удерживая пятки на полу (по возможности или при необходимости подложив под пятки свернутое одеяло) (б). На вдохе выпрямите ноги, на выдохе опять согните ноги, опуская таз. Повторите дыхательный и двигательный циклы шесть раз, а затем удерживайте позу уткатасана в течение шести циклов дыхания. На вдохе выпрямитесь, на выдохе опустите руки через стороны вниз.

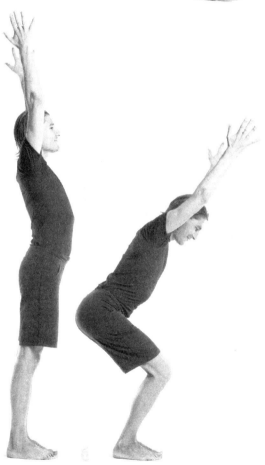

5. Приветствие солнцу А

Выполните комплекс А приветствия солнцу, описанный на страницах 54, 56 главы 3. Повторите комплекс шесть раз.

6. Поза воина (Вирабадрасана) и боковой наклон вперед (Паршва уттанасана)

Исходное положение: руки вдоль туловища, ноги расставлены (правая вперед, левая назад). Разверните правую стопу, таз, а также плечи вперед, левую ногу разверните под углом 45 градусов. На вдохе согните правое колено и поднимите руки через стороны над головой. Прямые руки параллельны, открытые ладони развернуты внутрь. Расслабьте плечи, приподнимите грудную клетку. Взгляд направлен вверх (а). На вдохе выпрямите правую ногу, опустите руки на пол, поставив ладони с обеих сторон стопы правой ноги (б). На выдохе согните правое колено, поднимите руки через стороны вверх над головой в позу воина. Повторите двигательный и дыхательный циклы четыре раза. Затем удерживайте позу воина в течение шести циклов дыхания, так же как и наклон вперед. На вдохе вернитесь в позу воина, на выдохе опустите руки через стороны вниз, выпрямите ноги, опустите подбородок на грудь. Поменяйте положение ног и выполните виньясу в другую сторону.

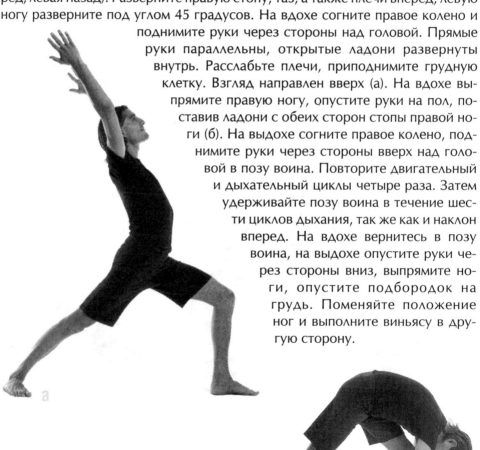

7. Поза воина II (Вирабадрасана II)

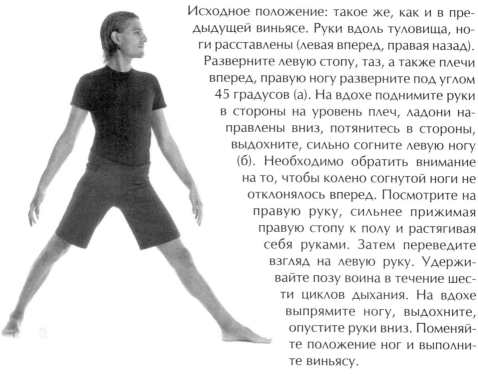

Исходное положение: такое же, как и в предыдущей виньясе. Руки вдоль туловища, ноги расставлены (левая вперед, правая назад). Разверните левую стопу, таз, а также плечи вперед, правую ногу разверните под углом 45 градусов (а). На вдохе поднимите руки в стороны на уровень плеч, ладони направлены вниз, потянитесь в стороны, выдохните, сильно согните левую ногу (б). Необходимо обратить внимание на то, чтобы колено согнутой ноги не отклонялось вперед. Посмотрите на правую руку, сильнее прижимая правую стопу к полу и растягивая себя руками. Затем переведите взгляд на левую руку. Удерживайте позу воина в течение шести циклов дыхания. На вдохе выпрямите ногу, выдохните, опустите руки вниз. Поменяйте положение ног и выполните виньясу.

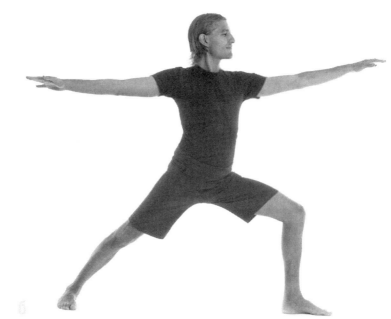

8. Поза треугольника (Триконасана)

Исходное положение ног такое же, как и в предыдущей виньясе (правая нога впереди, левая сзади). Слегка разверните плечи влево (а). На вдохе поднимите руки в стороны на уровень плеч. На выдохе наклонитесь и поставьте правую руку на пол за стопу правой ноги, а левую руку поднимите вверх. Выпрямите ноги, не втягивайте левое колено. Вдохните, распределите вес на обе ноги. Смотрите вверх, тянитесь вверх левой рукой с раскрытой ладонью и разведенными пальцами (б). На выдохе опустите левую руку за спину, поверните голову, взгляд направьте вниз на правую ногу, правую руку оставьте прямой, раскройте переднюю поверхность тела (в). На вдохе поднимите левую руку. Повторите движение руки четыре раза. Затем удерживайте позу треугольника с поднятой рукой в течение шести циклов дыхания. На вдохе поднимитесь, руки в стороны на уровне плеч. На выдохе опустите руки и расслабьтесь. Поменяйте положение ног и повторите упражнение.

9. Поза вытянутого бокового угла (Уттхита паршва конасана)

Исходное положение такое же, как и для асаны треугольника. На вдохе поднимите руки в стороны на уровень плеч. На выдохе согните левое колено, поставьте левую руку на внутреннюю сторону левой голени или на кирпич, установленный за левой стопой, правую руку положите на правое бедро. Разверните левое бедро назад, прижимайте правую стопу к полу, вытяните правую руку над головой. Оттяните правое плечо немного назад, направьте взгляд вверх на руку. Удерживайте уттхита паршва конасана в течение шести циклов дыхания. На выдохе поставьте правую руку на правое бедро, переведите взгляд на левую стопу. На вдохе поднимитесь, руки в стороны на уровне плеч, выпрямите левую ногу. На выдохе опустите руки вниз. Поменяйте положение ног и выполните асану.

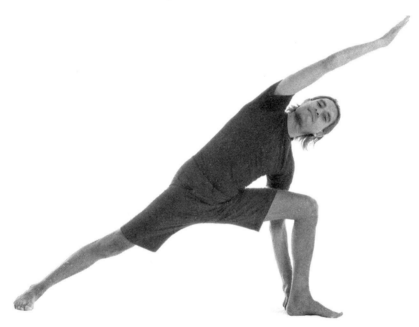

10. Поза скрученного треугольника (Париврти триконасана)

Исходное положение: стоя, ноги расставлены, стопы параллельны. На вдохе вытяните руки (а) и на выдохе, скручиваясь вправо, поставьте левую руку к правой стопе, а правую руку вытяните вверх с раскрытой ладонью. Взгляд направьте вверх. На вдохе поднимитесь вверх, руки разведены в стороны на уровне плеч. На выдохе, скручиваясь влево, поставьте правую руку у правой стопы, вытягивая левую руку вверх. Взгляд направьте вверх (б). Повторите двигательный цикл со скручиванием четыре раза для каждой стороны. На четвертом повторе удерживайте скрученную позу для каждой стороны в течение шести циклов дыхания; на вдохе расслабляя и вытягивая позвоночник, на выдохе усиливая скручивание. На вдохе поднимите руки в стороны на уровень плеч, встаньте прямо, выдохните, опустите расслабленные руки.

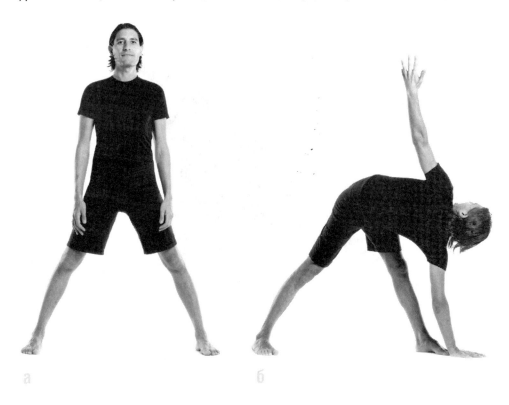

а   б

11. Наклон вперед с широко расставленными ногами (Прасарита уттанасана)

Сохраняем исходное положение предыдущего упражнения: ноги широко расставлены, стопы параллельно, руки подняты в стороны на уровне плеч,
ладони раскрыты и пальцы разведены. На выдохе наклонитесь и поставьте руки на пол между
стоп, полностью расслабьте шею. Удерживайте наклон вперед в течение шести циклов дыхания, при этом на вдохе вытягивайте позвоночник, на выдохе увеличивайте глубину
наклона. При необходимости немного согните ноги в коленях. На вдохе поднимитесь в положение стоя, поднимите руки в
стороны на уровень плеч. На выдохе соедините ладони перед грудью.

12. Поза дерева (Врикшасана)

Исходное положение: встаньте прямо у
переднего края коврика, стопы вместе, руки вдоль туловища. Положите
правую руку на правое бедро. Левой рукой поставьте левую стопу
на внутреннюю сторону правого
бедра и раскройте бедро. Сосредоточьте взгляд на точке
перед вами, соедините ла-
дони перед грудью (а). Распределите вес тела по всей
стопе правой ноги, старайтесь не напрягать правое колено, тянитесь вверх. На вдохе поднимите соединенные
руки над головой, разведите
руки, раскройте ладони и разведите пальцы (б). Удерживайте позу дерева в течение шести
циклов дыхания. На выдохе соедините ладони перед грудью,
опустите левую ногу. Повторите
позу дерева для другой ноги.

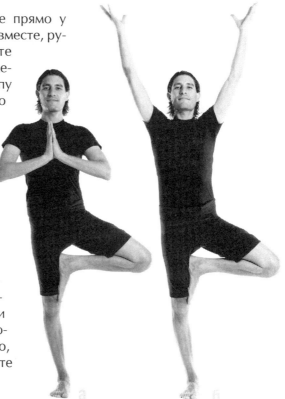

13. Подъем ног вверх из положения лежа на спине (Урдва прасарита падасана)

Исходное положение: лежа на спине, обхватите колени согнутых ног руками (а). На вдохе перенесите руки за голову и положите их достаточно далеко друг от друга таким образом, чтобы плечи удобно лежали на полу, вытяните ноги вверх, стопы тяните на себя (б). На выдохе согните ноги и обхватите колени руками. Повторите дыхательный и двигательный циклы шесть раз. Затем в течение шести циклов дыхания удерживайте ноги вытянутыми вверх, а руки — над головой. На последнем выдохе согните ноги, обхватив колени руками, и расслабьтесь.

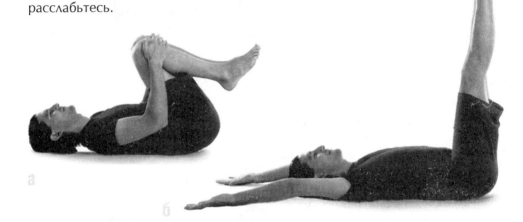

14. Подъем ног (Урдва падасана)

Лежа на спине, положите руки под поясницу ладонями вниз, притяните согнутые колени к груди. На вдохе поднимите ноги вверх, стопы тяните на себя. На выдохе удерживайте положение. На вдохе опустите ноги примерно на 30 градусов вниз, на выдохе поднимите ноги, немного согните колени для уменьшения напряжения нижней части спины. Повторите комплекс шесть раз. На последнем повторе удерживайте опущенные ноги в течение восьми циклов дыхания. На вдохе поднимите ноги, высвободите руки. На выдохе притяните согнутые ноги к груди.

15. Поза лодки (Навасана)

В положении сидя согните ноги в коленях и поставьте стопы на пол. На вдохе вытяните руки вперед (а), на выдохе оторвите стопы от пола. Сделайте вдох и выпрямите ноги, тяните себя вперед руками, немного округляя спину (б). Удерживайте позу лодки в течение шести циклов дыхания. Расслабьте позу, сделайте вдох, опустите ноги на пол и поднимите прямые руки над головой, на выдохе опустите руки вниз через стороны.

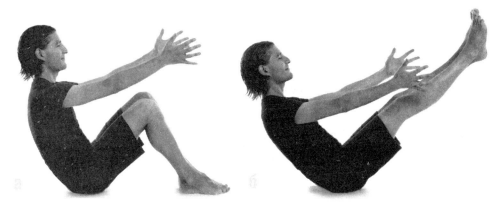

16. Наклон вперед из положения сидя (Пашчиматанасана)

Исходное положение: сидя, вытяните вперед ноги, руки на бедрах (при необходимости на коврик положите одеяло). На вдохе поднимите руки над головой (а), на выдохе наклонитесь вперед, захватив стопы сверху, расслабьте шею (б). Позвольте спине округлиться и немного согните ноги в коленях, чтобы нижняя часть живота касалась верхней части бедер. На вдохе поднимитесь, руки — над головой, на выдохе повторите наклон. Повторите двигательный и дыхательный циклы четыре раза. На четвертом повторе удерживайте наклон в течение шести циклов дыхания: на вдохе тяните ребра вперед, на выдохе увеличивайте глубину наклона и втягивайте живот вверх. На вдохе поднимитесь, руки — над головой, на выдохе опустите руки вниз.

17. Поза моста (Сету бандхасана)

Лежа на спине, согните колени, поставьте стопы на пол параллельно на ширине бедер, на комфортном расстоянии от тела, вытяните руки вдоль тела (а). На вдохе переведите вытянутые руки за голову и, опираясь на стопы, поднимите таз (б). На выдохе опустите таз на пол, а руки верните в исходное положение. Повторите дыхательный и двигательный циклы четыре раза. Затем удерживайте позу моста в течение шести циклов дыхания. На вдохе поднимайте грудную клетку, а на выдохе втягивайте живот к позвоночнику. На последнем выдохе опустите таз, верните руки в исходное положение и расслабьтесь.

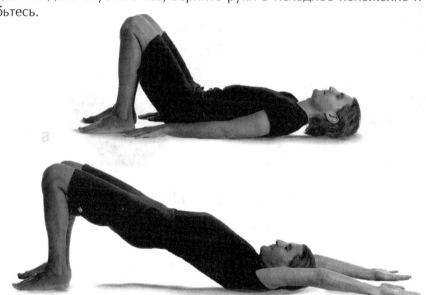

18. Переход из стойки на плечах (Сарвангасана) в позу плуга (Халасана)

Лежа на спине, согните ноги в коленях, поставьте стопы на пол, руки вытяните вдоль тела с раскрытыми ладонями вниз. Для увеличения площади опоры под верхнюю часть спины и плечи можно положить одеяло, оставив шею на полу. На выдохе перекатитесь в стойку на плечах: переведите ноги за голову и поставьте их на пол (а). Расположите руки таким образом, чтобы было удобно согнуть их в локтях и поставить ладони на спину. На вдохе поднимите ноги вертикально вверх (б). Для того чтобы сформировать стойку на плечах, вытянитесь вверх, вытяните стопы, напрягая переднюю и заднюю поверхности ног. Удерживайте стойку на плечах в течение двенадцати циклов дыхания. На выдохе опустите правое колено к груди, сохраняя левую ногу прямой (в).

На вдохе поднимите правую ногу, на выдохе опустите левое колено к груди. Повторите дыхательный и двигательный комплексы по два раза для каждой стороны. Затем на выдохе опустите оба колена к груди, на вдохе поднимите ноги вверх. Повторите комплекс четыре раза. На выдохе опустите стопы на пол за голову, а руки на пол за спину. Удерживайте позу плуга, халасану, в течение шести циклов дыхания. На вдохе перекатитесь на спину, вытянитесь на полу, сделайте выдох и расслабьтесь.

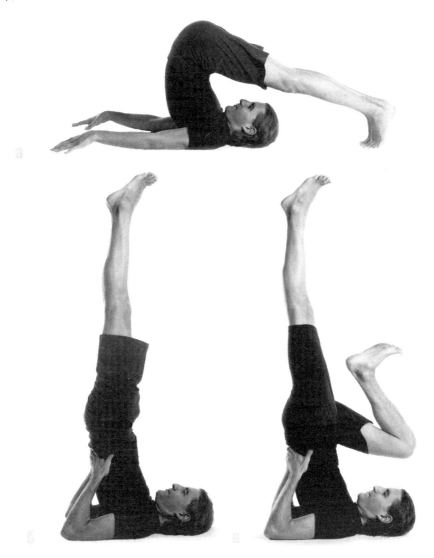

19. Мертвая поза (Шавасана)

Лежа на спине, вытяните ноги, раскрытые ладони разверните вверх. Успокойте дыхание и избавьтесь от напряжения мышц. Позвольте уму тоже расслабиться, не концентрируясь на какой-то конкретной мысли, которая бы отвлекала вас от ваших ощущений и от дыхания.

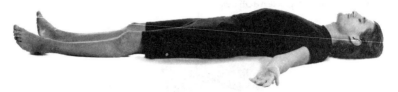

20. Поза кобры (Бхуджангасана)

Перевернитесь на живот, лоб положите на пол, ладони рук поместите у области ребер. На вдохе, опираясь на руки, постепенно поднимайте голову, шею и грудную клетку в позу кобры. На выдохе опустите голову, шею и грудную клетку. Повторите дыхательный и двигательный циклы четыре раза. Затем удерживайте позу кобры в течение шести циклов дыхания: на выдохе сохраните подъем и прижимайтесь животом к полу, на вдохе тяните вверх грудную клетку. Затем на выдохе опуститесь на пол.

21. Поза лука (Дханурасана)

Лежа на животе, согните ноги в коленях и прогнитесь, захватив руками лодыжки. Немного сократите стопы и разведите пальцы ног, удерживайте ноги достаточно близко друг к другу, но не сводите их вместе. На вдохе поднимите голову, шею, грудную клетку, стопы и ноги, позволяя плечам разворачиваться назад и раскрывать грудную клетку. Удерживайте позу лука в течение восьми циклов дыхания. На выдохе опуститесь на пол, отпустите ноги и расслабьтесь.

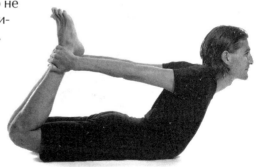

22. Переход из позы ребенка (Баласана) в позу кошки

Исходное положение: на коленях в позе ребенка, лоб лежит на полу (а). На вдохе перейдите в упор на колени и ладони, приподнимите грудную клетку, взгляд направьте вперед и вверх (б). На выдохе округлите спину и вернитесь в позу ребенка. Повторите дыхательный и двигательный циклы шесть раз, постепенно освобождаясь от напряжения в нижней части спины, возникшего в результате выполнения позы лука и кобры.

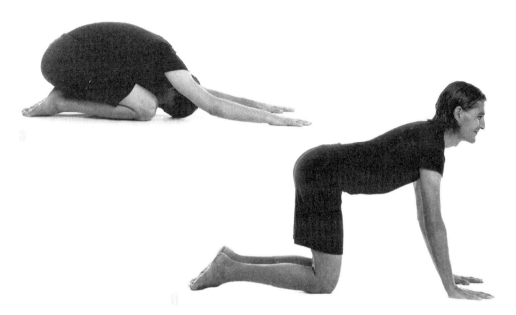

23. Поочередное дыхание (Нади содхана пранаяма)

Сядьте удобно. Вытяните правую руку вперед с раскрытой ладонью вверх. Согните указательный и средний пальцы. Затем приблизьте правую руку к носу, поместив безымянный палец к левой ноздре, а большой к правой, чуть ниже переносицы (сделайте полный дыхательный цикл — вдох и выдох через обе ноздри). Закройте левую ноздрю полностью безымянным пальцем, вдыхайте через правую ноздрю. Закройте обе ноздри и задержите дыхание на несколько секунд, затем отпустите безымянный палец и выдохните через левую ноздрю. Сделайте вдох через левую ноздрю, закройте обе ноздри и задержите дыхание. Откройте правую ноздрю и сделайте выдох. Повторите упражнение шесть раз или сделайте двенадцать дыхательных циклов, завершая упражнение выдохом через правую ноздрю. Опустите правую руку, дышите в обычном ритме. Постарайтесь почувствовать гармонию и насытиться энергией жизни.

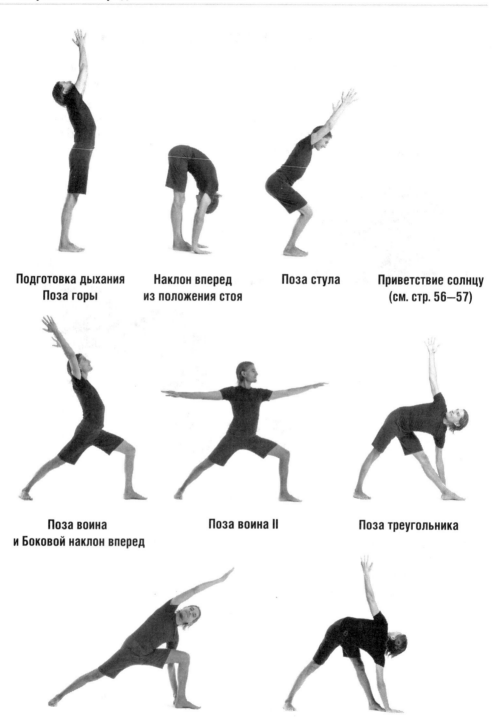

**Подготовка дыхания
Поза горы**

**Наклон вперед
из положения стоя**

Поза стула

**Приветствие солнцу
(см. стр. 56—57)**

**Поза воина
и Боковой наклон вперед**

Поза воина II

Поза треугольника

Поза вытянутого бокового угла

Поза скрученного треугольника

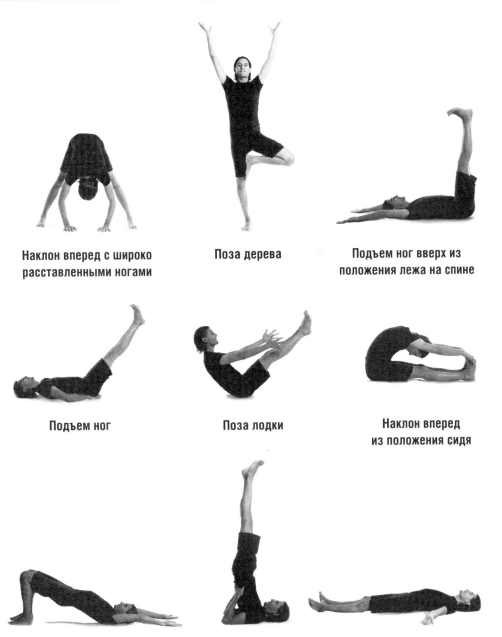

Наклон вперед с широко
расставленными ногами

Поза дерева

Подъем ног вверх из
положения лежа на спине

Подъем ног

Поза лодки

Наклон вперед
из положения сидя

Поза моста

Стойка на плечах
и плуг

Мертвая поза

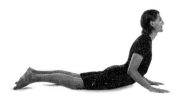

Поза кобры

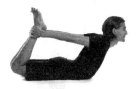

Поза лука

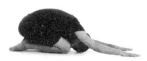

Переход из позы
ребенка в позу кошки

Поочередное дыхание
(см. стр. 23)

Как здорово в начале дня провести длительное, неторопливое занятие йогой. В дни, когда у вас есть много свободного времени, этот комплекс упражнений средней интенсивности, рассчитанный на 60 минут, будет прекрасным выбором. Расширяя комплексы для 20- и 40-минутных тренировок, мы можем попробовать выполнить более широкий диапазон асан, виньяс и дыхательных упражнений.

1. Подготовка дыхания

Встаньте у переднего края коврика, стопы на ширине бедер и параллельны, руки вдоль туловища, взгляд направлен вперед. Наблюдайте за дыханием и начните постепенно увеличивать глубину вдоха и длину выдоха, используя уджджайи, дыхание океана, через нос. Сделайте шесть циклов дыхания.

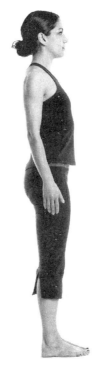

2. Поза горы (Тадасана)

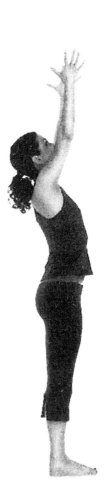

Встаньте у переднего края коврика, стопы на ширине бедер и параллельны, руки вдоль туловища, взгляд направлен вперед. На вдохе поднимите руки через стороны вверх. Держите выпрямленные руки с раскрытыми ладонями, развернутыми внутрь над головой, параллельно друг другу. Взгляд направлен немного вверх, плечи расслаблены и отведены вниз и назад. На выдохе опустите руки через стороны вниз, опустите подбородок на грудь. Повторите дыхательный и двигательный циклы еще четыре раза.

3. Наклон вперед из положения стоя (Уттанасана)

На вдохе поднимите руки над головой, затем на выдохе наклонитесь, опустив руки на пол. Расслабьте
полностью шею, при необходимости согните колени.
На вдохе вернитесь в исходное положение, поднимая руки через стороны вверх, взгляд направлен вперед. Повторите дыхательный и двигательный циклы
четыре раза. Затем удерживайте наклон в течение
шести циклов дыхания: на вдохе — вытягивая заднюю поверхность тела, на выдохе — увеличивая глубину наклона. На вдохе поднимитесь вверх, поднимая руки через стороны вверх. На выдохе опустите
руки и опустите подбородок на грудь

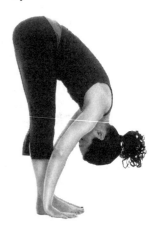

4. Поза стула (Уткатасана)

Исходное положение: встаньте прямо, стопы параллельно на ширине бедер. На вдохе поднимите прямые руки над головой, раскрытые ладони развернуты внутрь и не касаются друг друга. Взгляд
направлен вперед, а подбородок смотрит на грудную клетку.
На выдохе согните ноги в коленях, опустите таз на уровень
коленей, удерживая пятки на полу (по возможности или при
необходимости подложив под пятки свернутое одеяло).
На вдохе выпрямите ноги, на выдохе опять согните ноги,
опуская таз. Повторите дыхательный и двигательный
циклы шесть раз, а затем удерживайте позу уткатасана
в течение шести циклов дыхания. На вдохе выпрямитесь, на выдохе опустите руки через стороны вниз.

5. Приветствие солнцу А

Выполните комплекс А приветствия солнцу, описанный на страницах 54, 56, 57 главы 3. Повторите комплекс шесть раз.

6. Приветствие солнцу Б

Выполните комплекс Б приветствия солнцу, описанный
на страницах 54, 56—59 главы 3. Повторите комплекс
шесть раз.

7. Поза воина II (Вирабадрасана II)

Исходное положение: такое же, как и в виньясе Воин I. Руки вдоль туловища, ноги расставлены (левая вперед, правая назад). Разверните левую ногу, таз, а также плечи вперед, правую ногу разверните под углом 45 градусов. На вдохе поднимите руки в стороны на уровень плеч, ладони направлены вниз, потянитесь в стороны, выдохните, сильно согните левую ногу. Необходимо обратить внимание на то, чтобы колено согнутой ноги не отклонялось вперед. Посмотрите на правую руку, сильнее прижимая правую стопу к полу и растягивая себя руками. Затем переведите взгляд на левую руку. Удерживайте позу воина в течение шести циклов дыхания. На вдохе выпрямите ногу, выдохните, опустите руки вниз. Поменяйте положение ног и выполните виньясу.

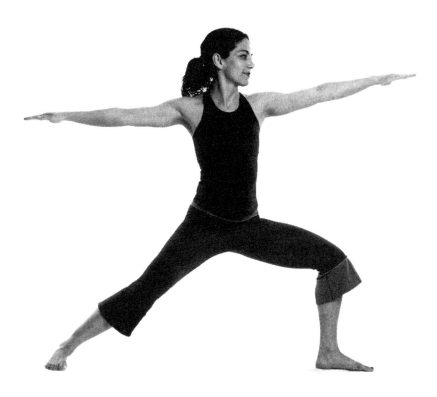

8. Поза треугольника (Триконасана)

Исходное положение ног такое же, как и в предыдущей виньясе (правая нога впереди, левая сзади). Слегка разверните плечи влево. На вдохе поднимите руки в стороны, на уровень плеч. На выдохе наклонитесь и поставьте правую руку на пол за стопу правой ноги, а левую руку вытяните вверх. Выпрямите ноги, не втягивайте левое колено. Вдохните, распределите вес на обе ноги, смотрите вверх, тянитесь вверх левой рукой с раскрытой ладонью и разведенными пальцами (а). На выдохе опустите левую руку за спину, поверните голову, взгляд направьте вниз на правую ногу, правую руку оставьте прямой, раскройте переднюю поверхность тела (б). На вдохе подними- те левую руку. Повторите движение руки четыре раза. Затем удерживайте позу треугольника с поднятой рукой в течение шести циклов дыха- ния. На вдохе поднимитесь, сохраняя поло- жение рук на уровне плеч. На выдохе опус- тите руки и расслабьтесь. Поменяйте по- ложение ног и повторите упражнение.

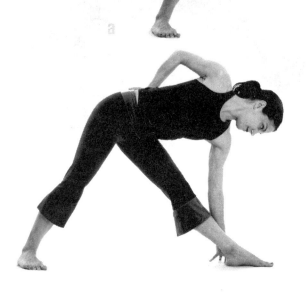

9. Поза вытянутого бокового угла (Уттхита паршва конасана)

Исходное положение такое же, как и для асаны треугольника. На вдохе поднимите руки в стороны на уровень плеч. На выдохе согните левое колено, поставьте левую руку на внутреннюю сторону левой голени или на кирпич, установленный за левой стопой, правую руку положите на правое бедро. Разверните левое бедро назад, прижимайте правую стопу к полу, вытяните правую руку над головой. Оттяните правое плечо немного назад, направьте взгляд вверх на руку. Удерживайте уттхита паршва конасана в течение шести циклов дыхания. На выдохе поставьте правую руку на правое бедро, переведите взгляд на левую стопу. На вдохе поднимитесь, руки вытяните в стороны на уровне плеч, выпрямите левую ногу. На выдохе опустите руки вниз. Поменяйте положение ног и выполните асану еще раз.

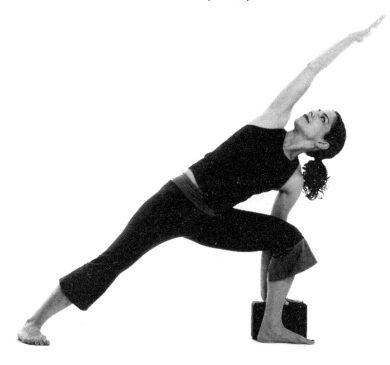

10. Поза скрученного треугольника (Париврти триконасана)

Исходное положение: стоя, ноги расставлены, стопы параллельны. На вдохе вытяните руки в стороны (а) и на выдохе, скручиваясь вправо, поставьте левую руку к правой стопе, а правую руку вытяните вверх с раскрытой ладонью. Взгляд направьте вверх. На вдохе поднимитесь вверх, руки разведены в стороны на уровне плеч. На выдохе, скручиваясь влево, поставьте правую руку у правой стопы, вытягивая левую руку вверх. Взгляд направьте вверх (б). Повторите двигательный цикл со скручиванием четыре раза для каждой стороны. На четвертом повторе удерживайте скрученную позу для каждой стороны в течение шести циклов дыхания: на вдохе расслабляя и вытягивая позвоночник, на выдохе усиливая скручивание. На вдохе поднимите руки в стороны на уровень плеч, встаньте прямо, выдохните, опустите расслабленные руки.

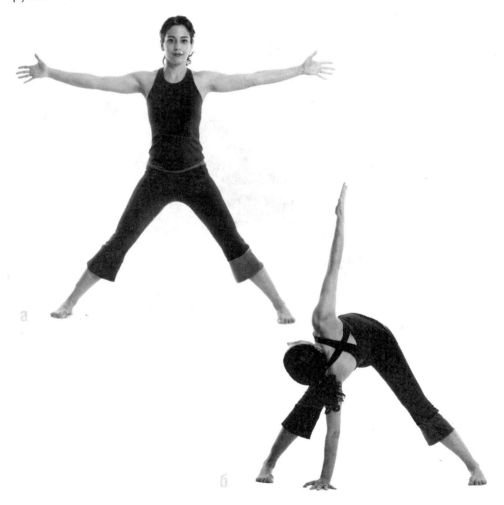

11. Наклон вперед с широко расставленными ногами (Прасарита уттанасана)

Сохраняем исходное положение предыдущего упражнения: ноги широко расставлены, стопы параллельны, руки подняты в стороны на уровне плеч, ладони раскрыты и пальцы разведены. На выдохе наклонитесь и поставьте руки на пол между стоп, полностью расслабьте шею. Удерживайте наклон вперед в течение шести циклов дыхания, при этом на вдохе вытягивайте позвоночник, на выдохе увеличивайте глубину наклона. При необходимости немного согните ноги в коленях. На вдохе поднимитесь в положение стоя, поднимите руки в стороны на уровень плеч. На выдохе соедините ладони перед грудью.

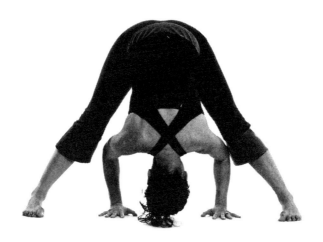

12. Поза воина III (Вирабадрасана III)

Исходное положение: встаньте у переднего края коврика, взгляд направлен вперед, стопы на ширине бедер, руки вдоль туловища. На вдохе поднимите руки через стороны на уровень плеч. На выдохе, сохраняя спину прямой, наклоняйтесь вперед и поднимайте правую ногу назад, держа опорную ногу строго перпендикулярно полу (а). Удерживайте левую ногу прямой, не втягивайте колено. На вдохе вытяните руки вперед, раскрытые ладони разверните внутрь, руки параллельны (б). Удерживайте позу воина в течение шести циклов дыхания. Затем на вдохе поднимитесь, опустите правую ногу на пол, руки вниз. Сделайте выдох, опустите руки через стороны вниз. Повторите асану в другую сторону.

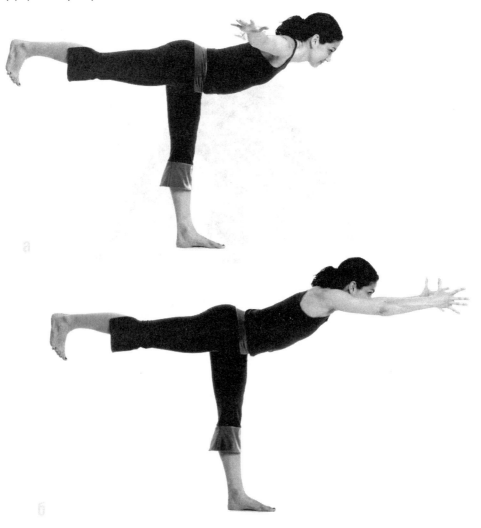

13. Поза дерева (Врикшасана)

Исходное положение: встаньте прямо у переднего края коврика, стопы вместе, руки вдоль туловища. Положите правую руку на правое бедро. Левой рукой поставьте левую стопу на внутреннюю сторону правого бедра и раскройте бедро. Сосредоточьте взгляд на точке перед вами, соедините ладони перед грудью (а). Распределите вес тела по всей стопе правой ноги, старайтесь не напрягать правое колено, тянитесь вверх. На вдохе поднимите соединенные руки над головой, затем разведите руки, раскройте ладони и разведите пальцы (б). Удерживайте позу дерева в течение шести циклов дыхания. На выдохе соедините ладони перед грудью, опустите левую ногу. Повторите позу дерева для другой ноги.

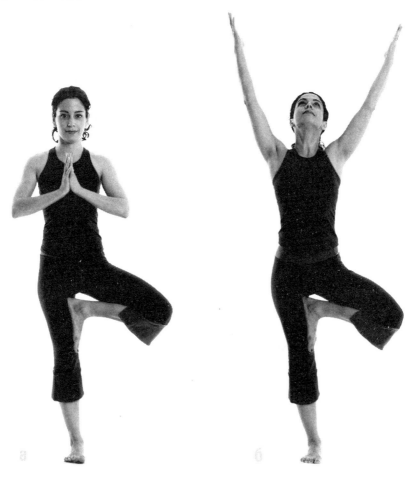

14. Переход в позу кобры (Бхуджангасана)

Исходное положение: встаньте у переднего края коврика, смотрите вперед, стопы на ширине бедер, руки вдоль туловища. На вдохе направьте взгляд вперед и вверх, поднимите руки через стороны вверх и соедините ладони над головой. На выдохе наклонитесь вперед, опуская руки через стороны вниз, поставьте ладони на пол с внешних сторон ступней (а). Сделайте вдох, сохраняя наклон вперед, вытягивая спину и приподнимая грудную клетку. На выдохе увеличивайте глубину наклона, поставьте ладони полностью на пол и немного согните ноги в коленях. Задержав дыхание, прыжком переставьте ноги назад (б) в позу планки (в), сохраняя пальцы ног подогнутыми, руки прямыми. Старайтесь вытянуть тело в одну линию. Сохраняя пальцы ног подогнутыми, на вдохе перейдите в позу собаки мордой вверх (г). Сделайте выдох, согните локти и опуститесь на пол.

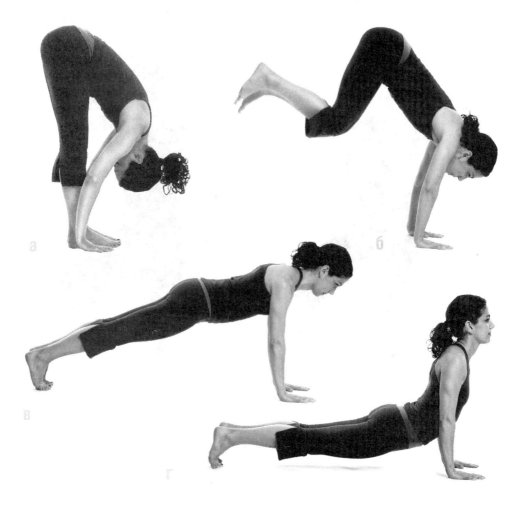

15. Поза кобры (Бхуджангасана)

Лежа на животе, положите лоб на пол, ладони рук поместите у области ребер (а). На вдохе, опираясь на руки, постепенно поднимайте голову, шею и грудную клетку в позу кобры (б). На выдохе опустите голову, шею и грудную клетку. Повторите дыхательный и двигательный циклы четыре раза. Затем удерживайте позу кобры в течение шести циклов дыхания: на выдохе сохраняйте подъем и прижимайтесь животом к полу, на вдохе тяните вверх грудную клетку. Затем на выдохе опуститесь на пол и расслабьтесь.

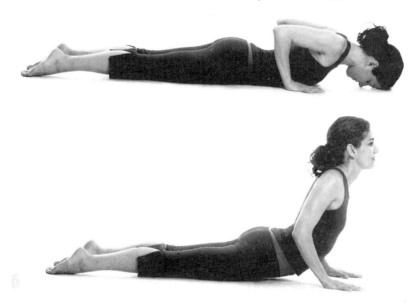

16. Поза лука (Дханурасана)

Лежа на животе, согните ноги в коленях и прогнитесь, захватив руками лодыжки. Разведите большие пальцы ног, удерживайте ноги достаточно близко друг к другу, но не сводите их вместе. На вдохе поднимите голову, шею, грудную клетку, стопы и ноги, позволяя плечам разворачиваться назад и раскрывать грудную клетку. Удерживайте позу лука в течение восьми циклов дыхания. На выдохе опуститесь на пол, отпустите ноги и расслабьтесь.

17. Подъем ног вверх из положения лежа на спине (Урдва прасарита падасана)

Исходное положение: лежа на спине, обхватите колени согнутых ног руками (а). На вдохе перенесите руки за голову и положите их достаточно далеко друг от друга таким образом, чтобы плечи удобно лежали на полу, вытяните ноги вверх, тяните на себя стопы (б). На выдохе согните ноги и обхватите колени руками. Повторите дыхательный и двигательный цикл четыре раза. Затем в течение шести циклов дыхания удерживайте ноги вытянутыми вверх, а руки — над головой. На последнем выдохе согните ноги, обхватив колени руками, и расслабьтесь.

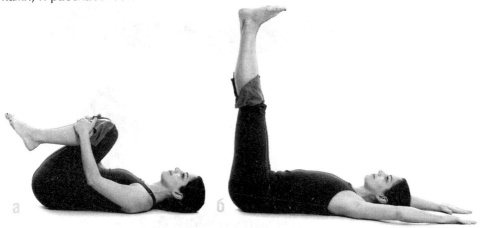

18. Подъем ног (Урдва падасана)

Лежа на спине, положите руки под поясницу ладонями вниз, притяните согнутые колени к груди. На вдохе поднимите ноги вверх, тяните на себя стопы. На выдохе удерживайте положение. На вдохе опустите ноги примерно на 30 градусов вниз, на выдохе поднимите ноги, немного согните колени для уменьшения напряжения нижней части спины. Повторите комплекс шесть раз. На последнем повторе удерживайте опущенные ноги в течение восьми циклов дыхания. На вдохе поднимите ноги, высвободите руки. На выдохе притяните согнутые ноги к груди.

19. Поза лодки (Навасана)

В положении сидя согните ноги в коленях и поставьте стопы на пол. На вдохе вытяните руки вперед, на выдохе оторвите стопы от пола. Сделайте вдох и выпрямите ноги, тяните себя вперед руками, немного округляя спину. Удерживайте позу лодки в течение шести циклов дыхания. Расслабьте позу, сделайте вдох, опустите ноги на пол и поднимите прямые руки над головой, на выдохе опустите руки вниз через стороны.

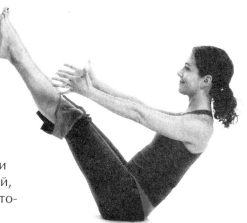

20. Наклон вперед из положения сидя (Пашчиматанасана)

Исходное положение: сидя, вытяните вперед ноги, руки на бедрах (при необходимости на коврик положите одеяло). На вдохе поднимите руки над головой, на выдохе наклонитесь вперед, захватив стопы сверху, расслабьте шею. Позвольте спине округлиться и немного согните ноги в коленях, чтобы нижняя часть живота касалась верхней части бедер. На вдохе поднимитесь, руки — над головой, на выдохе повторите наклон. Повторите двигательный и дыхательный циклы четыре раза. На четвертом повторе удерживайте наклон в течение шести циклов дыхания: на вдохе тяните ребра вперед, на выдохе увеличивайте глубину наклона и подтягивайте живот вверх. На вдохе поднимитесь, руки — над головой, на выдохе опустите руки вниз.

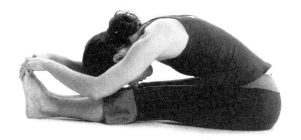

21. Скручивание в положении лежа на спине (Джатхара париврита)

Исходное положение: лежа на спине, руки вытянуты вдоль туловища. На вдохе притяните правое колено к груди, возьмитесь левой рукой за внешнюю сторону бедра, вытяните правую руку в сторону. На выдохе, скручиваясь влево, положите правое колено на пол. Затем удерживайте тело скрученным в течение шести циклов дыхания, на вдохе расслабляя тело и на выдохе усиливая скручивание и расслабляя правое плечо. На вдохе подтяните правое колено к груди, поменяйте положение ног и повторите скручивание в другую сторону.

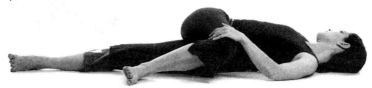

22. Поза моста (Сету бандхасана)

Лежа на спине, согните колени, поставьте стопы на пол параллельно на ширине бедер, на комфортном расстоянии от тела, вытяните руки вдоль тела (а). На вдохе переведите вытянутые руки за голову и, опираясь на стопы, поднимите таз (б). На выдохе опустите таз на пол, а руки верните в исходное положение. Повторите дыхательный и двигательный циклы четыре раза. Затем удерживайте позу моста в течение шести циклов дыхания. На вдохе поднимайте грудную клетку, а на выдохе втягивайте живот к позвоночнику. Для того чтобы выйти из позы моста, на выдохе переведите руки вниз и вытяните их вдоль тела, опустите таз.

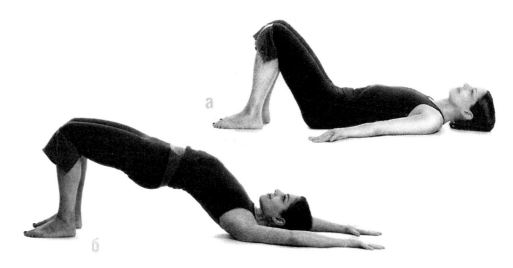

23. Переход из стойки на плечах (Сарвангасана) в позу плуга (Халасана)

Лежа на спине, согните ноги в коленях, поставьте стопы на пол, руки вытяните вдоль тела с раскрытыми ладонями вниз. Для увеличения площади опоры под верхнюю часть спины и плечи можно положить одеяло, оставив шею на полу. На выдохе перекатитесь в стойку на плечах: переведите ноги за голову и поставьте их на пол (а). Расположите руки таким образом, чтобы было удобно согнуть их в локтях и поставить ладони на спину. На вдохе поднимите ноги вертикально вверх (б). Для того чтобы сформировать стойку на плечах, вытянитесь вверх, вытяните стопы, напрягая переднюю и заднюю поверхности ног. Удерживайте стойку на плечах в течение двенадцати циклов дыхания. На выдохе опустите правое колено к груди, сохраняя левую ногу прямой (в). На вдохе поднимите правую ногу, на выдохе опустите левое колено к груди. Повторите дыхательный и двигательный комплексы по два раза для каждой стороны. Затем на выдохе опустите оба колена к груди (г), на вдохе поднимите ноги вверх, повторите комплекс четыре раза. На выдохе опустите стопы на пол за голову, а руки — на пол за спину. Удерживайте позу плуга, халасану, в течение шести циклов дыхания. На вдохе перекатитесь, вытянитесь на полу, сделайте выдох и расслабьтесь.

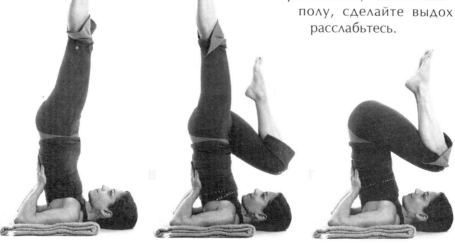

24. Мертвая поза (Шавасана)

Лежа на спине, вытяните ноги, раскрытые ладони разверните вверх. Успокойте дыхание и избавьтесь от напряжения мышц. Позвольте уму тоже расслабиться, не концентрируясь на какой-то конкретной мысли, которая бы отвлекала вас от ваших ощущений и от дыхания.

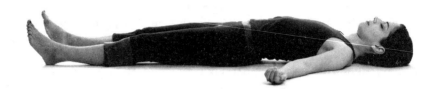

25. Поза стрекозы (Шалабхасана)

Перевернитесь на живот. Положите лоб на пол, переведите руки за спину, сцепите пальцы рук в замок. На вдохе поднимите голову, грудь, ноги и руки, тянитесь назад руками. Взгляд направлен вверх. На выдохе опустите голову, грудь, ноги и лоб на пол. Повторите упражнение в сочетании с дыханием четыре раза, на четвертом повторе удерживайте позу стрекозы в течение шести циклов дыхания. На вдохе прижимайте живот к полу, на выдохе приподнимайте грудную клетку. На выдохе расслабьтесь и расцепите пальцы, перенесите ладони к ребрам. Сделайте вдох, выдох и перейдите в позу ребенка для отдыха.

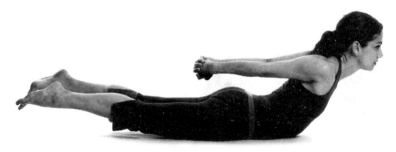

26. Поза верблюда (Уштрасана)

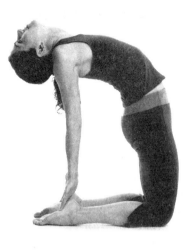

Исходное положение: поза ребенка. Переведите руки назад с ладонями, раскрытыми вверх. На вдохе встаньте на колени и поднимите руки через стороны вверх. На выдохе опуститесь в позу ребенка, отводя руки через стороны назад. Расслабьте плечи. Повторите двигательный и дыхательный циклы четыре раза. Затем, стоя на коленях, опустите руки назад и положите ладони на пятки (при необходимости подверните пальцы ног). Удерживая ладони на пятках, вдохните и поднимайте грудь, вытягивая заднюю поверхность спины. На выдохе отведите голову назад и удерживайте позу в течение шести циклов дыхания. На вдохе поднимите руки над головой, а грудь к подбородку. На выдохе перейдите в позу ребенка и расслабьтесь.

27. Скручивание в положении сидя (Ардха матсиендрасана)

Сядьте, вытянув ноги вперед. Развернитесь и поставьте правую стопу за левое бедро, левая нога остается прямой. Обхватите левой рукой правое колено, правую руку поставьте за спину, касаясь кончиками пальцев пола. Взгляд направьте назад. На вдохе приподнимите и вытяните позвоночник, затем на выдохе увеличьте глубину скручивания, втяните живот внутрь и вверх, разверните голову в направлении скручивания. Существует опасность растянуть мышцы спины, если скручиваться слишком сильно. Сохраняйте скрученную позу в течение шести циклов дыхания, затем расслабьтесь. Повторите скручивание в левую сторону.

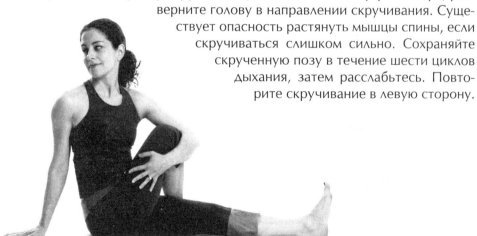

28. Наклон вперед (Джану ширшасана)

Сидя, вытяните ноги вперед. Поставьте левую ступню на внутреннюю поверхность правого бедра, разверните левое бедро. Разверните бедра и сделайте вдох, поднимая руки над головой. На выдохе наклонитесь вперед к вытянутой ноге, обхватите руками сверху стопу прямой ноги. Опустите голову вниз к колену вытянутой ноги. При необходимости можно немного согнуть колено. На вдохе поднимитесь, переведите руки вверх. На выдохе повторите наклон. Повторите двигательный цикл четыре раза. Затем удерживайте наклон в течение шести циклов дыхания, на вдохе вытягивая спину, на выдохе увеличивая глубину наклона и опуская руки ниже. Поменяйте положение ног и выполните асану еще раз.

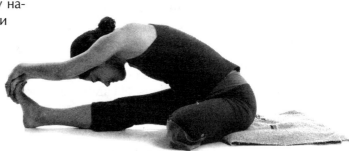

29. Поза сапожника (Бадха конасана)

Исходное положение: сидя на одеяле, соедините стопы, притяните их к себе. Руками раскройте стопы, как книгу, опускайте бедра к полу (а). Удерживая стопы, вдохните, выпрямите руки, вытяните позвоночник. Опустите подбородок на грудь в джаландхара бандха. Удерживайте позу в течение шести циклов дыхания, добавляя небольшую паузу между вдохом и выдохом. На шестом выдохе округлите спину и наклонитесь вперед, вытянув руки перед собой (б). Удерживайте позу в течение шести циклов дыхания. Затем вернитесь в исходное положение.

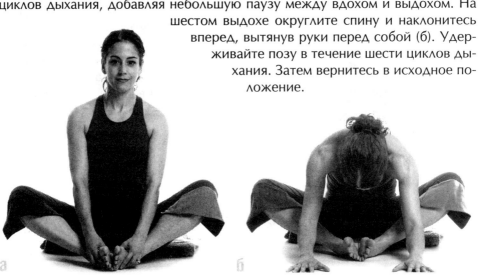

30. Поза стола

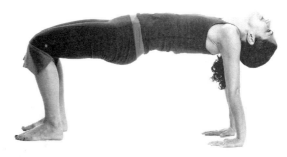

Сидя, поставьте стопы и ладони на пол. Ладони располагаются за корпусом, пальцы развернуты внутрь. На вдохе поднимите таз, толкая вверх грудную клетку и отводя голову назад. Если вы почувствуете напряжение в шее, опустите подбородок на грудь в джаландхара бандха. На вдохе опустите таз и положите подбородок на грудь. Повторите комплекс четыре раза. На четвертом повторе удерживайте позу стола в течение шести циклов дыхания. Затем на выдохе опустите таз и опустите подбородок к груди.

31. Поочередное дыхание (Нади содхана пранаяма)

Сядьте так, чтобы вам было удобно. Вытяните правую руку вперед с раскрытой ладонью вверх. Согните указательный и средний пальцы. Затем приблизьте правую руку к носу, поместив безымянный палец к левой ноздре, а большой к правой, чуть ниже переносицы (сделайте полный дыхательный цикл — вдох и выдох через обе ноздри). Закройте левую ноздрю полностью безымянным пальцем, вдыхайте через правую ноздрю. Закройте обе ноздри и задержите дыхание на несколько секунд, затем отпустите безымянный палец и выдохните через левую ноздрю. Сделайте вдох через левую ноздрю, закройте обе ноздри и задержите дыхание. Откройте правую ноздрю и сделайте выдох. Повторите упражнение шесть раз или сделайте двенадцать дыхательных циклов, завершая упражнение выдохом через правую ноздрю. Опустите правую руку, дышите в обычном ритме. Постарайтесь почувствовать гармонию и насытиться энергией жизни.

32. Завершение

Исходное положение: сидя, ноги скрещены. Соедините ладони перед грудью, закройте глаза. На вдохе поднимите руки через стороны вверх, соедините ладони. На выдохе опустите соединенные ладони к области сердца. Повторите дыхательный и двигательный циклы три раза. Ощутите открытость и готовность к началу дня.

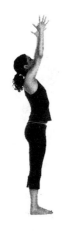

**Подготовка дыхания
Позы горы**

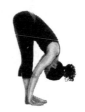

**Наклон вперед
из положения стоя**

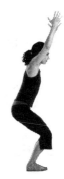

Поза стула

**Приветствие солнцу А
(см. стр. 56—57)**

**Приветствие солнцу Б
(см. стр. 58—59)**

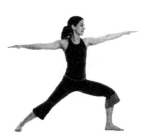

Поза воина II

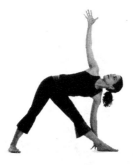

Поза треугольника

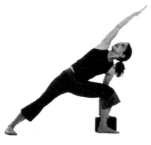

**Поза вытянутого бокового
угла**

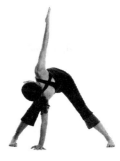

**Поза скрученного
треугольника**

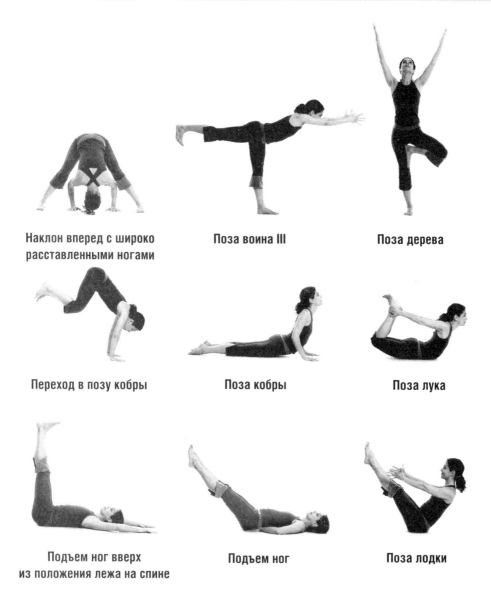

Наклон вперед с широко расставленными ногами

Поза воина III

Поза дерева

Переход в позу кобры

Поза кобры

Поза лука

Подъем ног вверх из положения лежа на спине

Подъем ног

Поза лодки

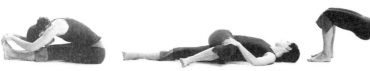

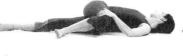

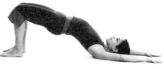

Наклон вперед из положения сидя

Скручивание в положении лежа на спине

Поза моста

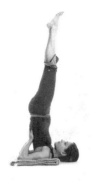

Стойка на плечах — плуг

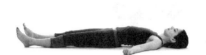

Мертвая поза

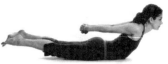

Поза стрекозы

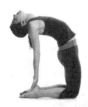

Поза верблюда

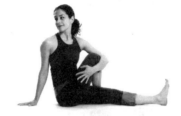

Скручивание в положении сидя

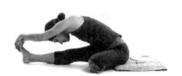

Наклоны вперед

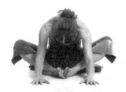

Поза сапожника

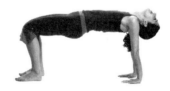

Поза стола

**Поочередное дыхание
(см. стр. 23)**

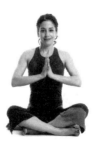

Завершение

6

Занятия высокой интенсивности

Комплексы, приведенные в этой главе, включают наиболее сложные асаны и виньясы. Асаны, виньясы и дыхательные упражнения из следующего раздела требуют от занимающегося силы, равновесия, гибкости, а также большей концентрации на бандхах, силе рук, сложных позах стоя, прогибах назад и сложных переходах. Я намеренно исключил из книги асаны, которые могут привести к травмам суставов, а также коленей, плеч и позвоночника.

Старайтесь осторожно подходить к выполнению этих упражнений. Повышайте сложность и интенсивность занятий, только если вы чувствуете, что готовы и обладаете достаточной силой. Некоторые очень сложные асаны и виньясы могут привнести в занятия много радости, зарядить энергией и дать чувство свободы. Такие упражнения представляют собой один из ценных элементов йоги. Не беспокойтесь, если вы не готовы к выполнению асан высокой интенсивности. Возможно, для вас это будет целью, к которой вы будете стремиться. Будьте осторожны, старайтесь не перенапрягаться и не выходить за пределы возможностей. Как вы уже знаете, особо важна в йоге связь между дыханием и движениями тела. Повысьте качество занятий йогой за счет создания такой связи. Выполнение асан и виньяс должно походить на игру и доставлять радость. По мере роста опыта, расширения границ возможностей можно переходить к выполнению асан более высокой интенсивности. Занятия йогой должны проходить в легкой и радостной атмосфере.

Этот краткий, рассчитанный на 20 минут, комплекс является источником бурлящей энергии. Вариации асан и виньяс, включенные в этот комплекс, а также во все остальные комплексы в этой главе, предназначены для занятий йогой с высокой нагрузкой, допустимой на этапе, когда количество занятий переходит в качество.

1. Подготовка дыхания

Встаньте у переднего края коврика, стопы на ширине бедер и параллельны, руки вдоль туловища, взгляд направлен вперед. Наблюдайте за дыханием и начните постепенно увеличивать глубину вдоха и длину выдоха, используя удджайи, дыхание океана, через нос. Сделайте шесть циклов дыхания.

2. Поза горы (Тадасана)

Встаньте у переднего края коврика, стопы на ширине бедер и параллельны, руки вдоль туловища, взгляд направлен вперед. На вдохе поднимите руки через стороны вверх над головой. Держите прямые руки с раскрытыми ладонями, развернутыми внутрь, параллельно друг другу. Взгляд направлен вверх. На выдохе опустите руки через стороны вниз, опустите подбородок на грудь. Повторите дыхательный и двигательный циклы еще шесть раз.

3. Наклон вперед из положения стоя (Уттанасана)

Исходное положение, как в предыдущей асане. На вдохе поднимите руки через стороны вверх и соедините ладони над головой, отведите голову назад и направьте взгляд вверх. На выдохе наклонитесь вниз, опустив руки на пол, поставив ладони с двух сторон от стоп, подбородок опустите к груди. На вдохе вернитесь в исходное положение, поднимая руки через стороны и соединяя ладони над головой, смотрите вперед. Повторите дыхательный и двигательный циклы четыре раза. Затем удерживайте наклон в течение шести циклов дыхания. На вдохе поднимитесь, переведите руки через стороны вверх и соедините над головой. На выдохе опустите руки и соедините ладони перед грудью.

4. Приветствие солнцу с прыжками

Выполните комплекс приветствия солнцу с прыжками. Описание комплекса приведено на странице 62 главы 3.

5. Поза воина (Вирабадрасана)

Исходное положение: встаньте у переднего края коврика, стопы соединены, руки вдоль туловища, взгляд направлен вперед. На вдохе поднимите руки через стороны вверх и соедините ладони над головой, взгляд направьте вперед и вверх (а). На выдохе наклонитесь вниз, поставьте руки на пол с двух сторон от стоп (б).

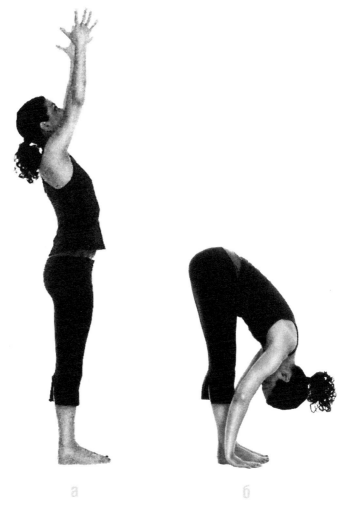

а   б

В паузе после выдоха отведите правую ногу назад, разверните стопу на 45 градусов, согните левую ногу в колене (в). На вдохе поднимите руки через стороны вверх, соедините ладони над головой, взгляд направьте вверх (г). На выдохе опустите руки через стороны вниз, поставьте ладони на пол с двух сторон от стопы левой ноги, расслабьте шею. На вдохе поднимитесь вверх, поднимите руки через стороны и соедините ладони над головой. Повторите наклоны четыре раза. На четвертом повторе удерживайте позу воина в течение шести циклов дыхания. На шестом выдохе опустите руки вниз, ладони поставьте с двух сторон от стопы левой ноги. В паузе после выдоха переведите правую ногу вперед к левой ноге, поставьте стопы вместе между ладонями, расслабьте шею. На вдохе поднимитесь, поднимите руки через стороны вверх, соедините ладони над головой. На вдохе опустите соединенные ладони к груди. Повторите упражнение с другой ноги.

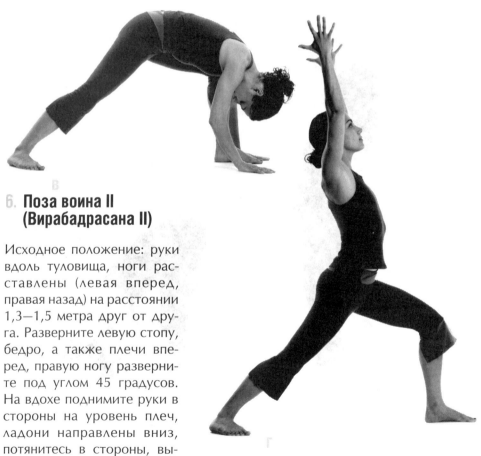

6. Поза воина II (Вирабадрасана II)

Исходное положение: руки вдоль туловища, ноги расставлены (левая вперед, правая назад) на расстоянии 1,3—1,5 метра друг от друга. Разверните левую стопу, бедро, а также плечи вперед, правую ногу разверните под углом 45 градусов. На вдохе поднимите руки в стороны на уровень плеч, ладони направлены вниз, потянитесь в стороны, выдохните, сильно согните левую ногу. Необходимо обратить внимание на то, чтобы колено согнутой ноги не отклонялось вперед. Посмотрите на правую руку, сильнее прижимайте к полу правую стопу, растягивайте себя руками. Затем, напрягая руки и распределяя вес равномерно на обе ноги, переведите взгляд на левую руку. Удерживайте позу воина в течение шести циклов дыхания. На вдохе выпрямите левую ногу, выдохните, опустите руки. Поменяйте положение ног и выполните виньясу еще раз.

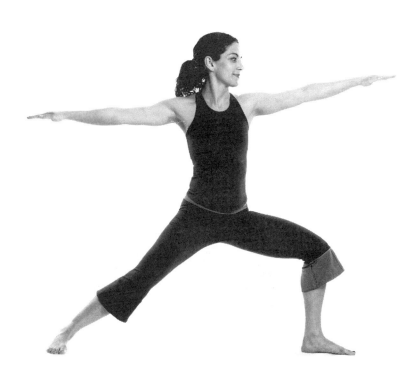

7. Поза треугольника (Триконасана)

Исходное положение ног такое же, как и в предыдущей виньясе. На вдохе поднимите руки в стороны, на уровень плеч, растяните себя в стороны. На выдохе наклонитесь и поставьте левую руку за стопу левой ноги, упираясь кончиками пальцев в пол или кирпич, а правую руку вытяните вверх. Ноги держите прямыми, но колени не втягивайте. На выдохе тянитесь вверх правой рукой, ладонь держите раскрытой, пальцы разведите. Взгляд направьте на правую руку. Удерживайте позу треугольника в течение шести циклов дыхания. На вдохе поднимитесь вверх, оставив руки на уровне плеч. На выдохе опустите руки и расслабьтесь. Поменяйте положение ног и повторите упражнение еще раз.

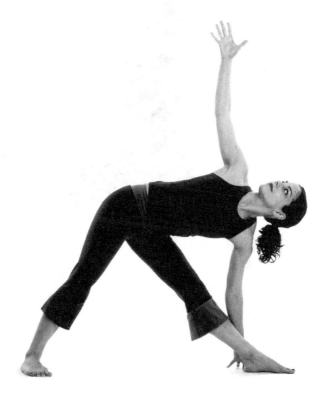

8. Поза вытянутого бокового угла (Уттхита паршва конасана), поза полумесяца (Ардха чандрасана), боковой наклон вперед (Паршва уттанасана)

Исходное положение: ноги расставлены (правая впереди, левая сзади). На вдохе поднимите руки в стороны на уровень плеч. На выдохе согните левую ногу в колене и поставьте левую руку с внутренней стороны левой голени или на опору, установленную с внешней стороны левой стопы, а правую руку — на заднюю часть правого бедра. Прижимайте правую стопу к полу, вытяните правую руку над головой в уттхита паршва конасана, вытянутый боковой угол (а). Взгляд направьте на поднятую вверх ладонь. Удерживайте позу в течение шести циклов дыхания. На шестом выдохе верните правую руку на правое бедро, а взгляд переведите вниз на левую ногу. Для того чтобы перейти в позу полумесяца, упритесь кончиками пальцев левой руки в кирпич, поставленный немного вперед с внешней стороны левой стопы. На вдохе поднимите правую ногу вверх, удерживая стопу параллельно полу. На выдохе выпрямите левую ногу. На вдохе разверните грудь вправо, поднимите правую руку вверх, раскройте ладонь и разведите пальцы. Взгляд направьте вверх на поднятую руку (б). Удерживайте позу полумесяца в течение шести циклов дыхания.

На шестом выдохе опустите правую ногу, развернув стопу на 45 градусов, а ладони поставьте по обе стороны от левой стопы. На вдохе втяните позвоночник, разверните таз и плечи вперед. На выдохе наклонитесь вперед к левой ноге, стараясь приблизить голову к левому колену, удерживайте паршва уттанасану (в) в течение шести циклов дыхания. Затем, сохраняя левую ногу прямой, на вдохе выпрямитесь, поднимите руки вверх над головой (г). На выдохе опустите руки через стороны вниз. Поменяйте положение ног и выполните упражнение в другую сторону.

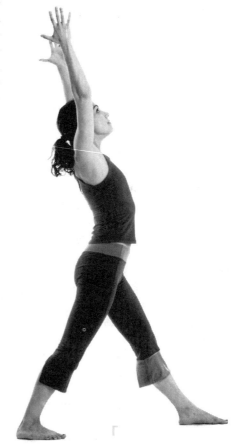

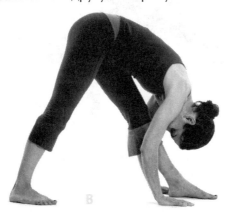

9. Поза стула (Уткатасана) и переход в стойку на коленях

Перейдите к переднему краю коврика. Исходное положение: стопы параллельно на ширине бедер, руки вдоль туловища. Взгляд направлен вперед. На вдохе поднимите руки через стороны вверх, раскрытые ладони параллельны и направлены внутрь. На выдохе согните ноги в коленях, опустите таз, положите ладони перед собой на пол (а). Округлите спину и расслабьте шею. Постарайтесь удерживать пятки на полу, при необходимости можно оторвать пятки от пола или положить под стопы одеяло.

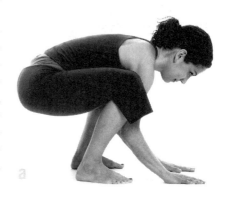

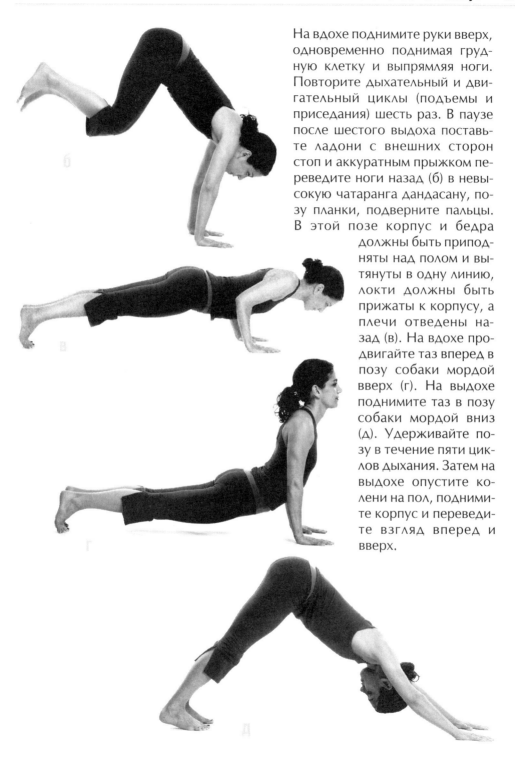

На вдохе поднимите руки вверх, одновременно поднимая грудную клетку и выпрямляя ноги. Повторите дыхательный и двигательный циклы (подъемы и приседания) шесть раз. В паузе после шестого выдоха поставьте ладони с внешних сторон стоп и аккуратным прыжком переведите ноги назад (б) в невысокую чатаранга дандасану, позу планки, подверните пальцы. В этой позе корпус и бедра должны быть приподняты над полом и вытянуты в одну линию, локти должны быть прижаты к корпусу, а плечи отведены назад (в). На вдохе продвигайте таз вперед в позу собаки мордой вверх (г). На выдохе поднимите таз в позу собаки мордой вниз (д). Удерживайте позу в течение пяти циклов дыхания. Затем на выдохе опустите колени на пол, поднимите корпус и переведите взгляд вперед и вверх.

10. Поза голубя (Эка пада капотасана), переход в позу собаки мордой вниз (Адхо мукха шванасана)

Исходное положение: упор на колени и ладони. Передвиньте левую ногу вперед, положите голень на пол под небольшим углом, удерживая выдвинутое вперед колено и таз на одной линии, вытяните назад правую ногу. При необходимости положите под левое бедро одеяло. Положите руки по обе стороны от левого колена. На вдохе поднимите грудную клетку, выгибая спину, выпрямите руки, взгляд направьте вперед и вверх (а). На выдохе согните руки в локтях, опустите лоб на пол. Повторите дыхательный и двигательный циклы три раза. На выдохе вытяните руки вперед, удерживайте позу голубя — наклон вперед (б) в течение шести циклов дыхания. Переставляя ладони, переведите корпус в другую сторону от колена. На вдохе выпрямите руки и поднимите грудь. Согните правую ногу, захватите правой рукой внутреннюю сторону правой стопы, левую руку поставьте на кончики пальцев, разверните плечи вправо (в). Удерживайте позу в течение шести циклов дыхания.

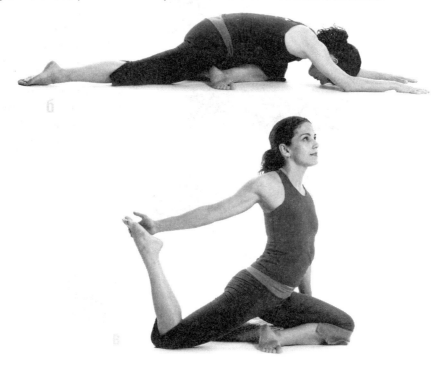

Отпустите правую ногу и переведите правую руку на пол перед собой, подверните пальцы правой ноги, на выдохе перейдите в позу собаки мордой вниз (г). Удерживайте позу в течение пяти циклов дыхания. Опустите колени на пол, поднимите грудную клетку и повторите асану с другой ноги.

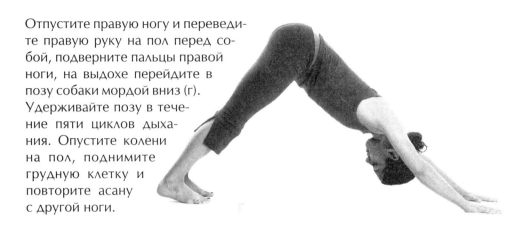

11. Переход из позы ребенка (Баласана) в стойку на коленях и в позу верблюда (Уштрасана)

На выдохе перейдите в позу ребенка (а). На вдохе перейдите в стойку на коленях, поднимая руки над головой. Взгляд направьте вперед и вверх. На выдохе перейдите в позу ребенка, опустите руки, положите руки перед собой. Повторите движение четыре раза. На четвертом выдохе, оставаясь в стойке на коленях, переведите руки назад в упор на пятки, принимая уштрасану, позу верблюда (б). На вдохе поднимите грудную клетку, вытягивайте нижнюю часть спины. На выдохе отведите голову назад. Удерживайте позу в течение шести циклов дыхания. На вдохе поднимитесь вверх, поднимая руки над головой. На выдохе вернитесь в позу ребенка и расслабьтесь.

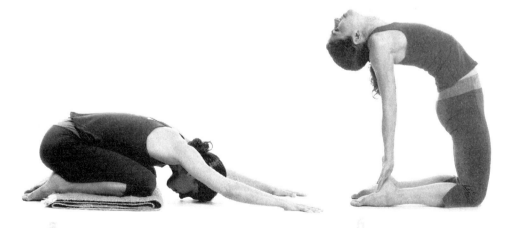

12. Переход из позы ребенка (Баласана) в позу кошки

Исходное положение: на коленях в позе ребенка (а), руки вытянуты вперед. На вдохе перейдите в упор на колени и ладони, поднимите грудную клетку, прогибая спину, взгляд направьте вперед и вверх (б). На выдохе вернитесь в позу ребенка. Повторите дыхательный и двигательный циклы шесть раз.

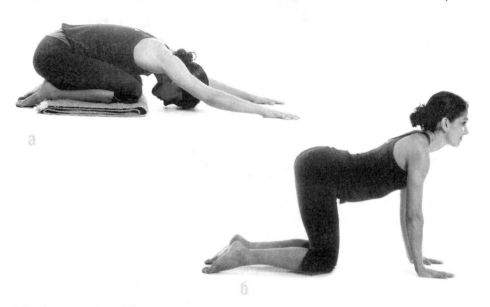

13. Поза лодки (Навасана)

Перейдите в положение сидя, согните ноги в коленях и поставьте стопы на пол. На вдохе вытяните руки вперед, на выдохе оторвите стопы от пола. Сделайте вдох и выпрямите ноги, вытягивая руки вперед. Удерживайте позу лодки, округлив верхнюю часть спины и балансируя на ягодицах, в течение шести циклов дыхания. Расслабьте позу, сделайте вдох, опустите ноги на пол и подними- те прямые руки над головой, на выдохе опустите руки вниз че- рез стороны.

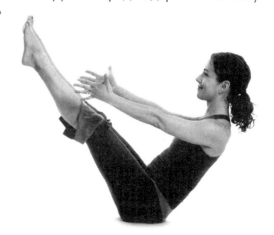

14. Наклон вперед из положения сидя (Пашчиматанасана)

Исходное положение: сидя с вытянутыми вперед ногами, положите руки на бедра. На вдохе поднимите руки над головой, на выдохе наклонитесь вперед, захватив стопы сверху, расслабьте шею. На вдохе поднимитесь, руки — над головой, опустите подбородок к груди. На выдохе повторите наклон. Повторите двигательный и дыхательный циклы четыре раза. На четвертом повторе удерживайте наклон в течение шести циклов дыхания: на вдохе тянитесь ребрами вперед, на выдохе увеличивайте глубину наклона и подтягивайте живот вверх. На вдохе поднимитесь, руки — над головой, на выдохе опустите руки через стороны вниз.

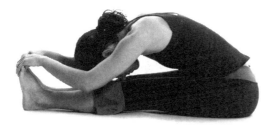

15. Скручивание в положении сидя (Ардха матсиендрасана)

Сядьте на одеяло, вытянув ноги вперед. Поставьте правую стопу за левое бедро. Притяните правую ногу к корпусу, обхватите левой рукой правую лодыжку, а правую руку поставьте за спину. Перенесите вес на оба бедра и опустите взгляд. На вдохе вытяните позвоночник, на выдохе сильнее скрутитесь вправо, разверните голову в направлении скручивания. Удерживайте скрученную позу в течение шести циклов дыхания, на вдохе вытягивая позвоночник, на выдохе усиливая скручивание и втягивая живот внутрь и вверх. На вдохе вернитесь в исходное положение. Повторите скручивание в левую сторону.

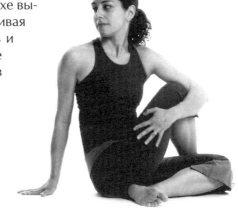

16. Расслабленная поза со скрещенными ногами (Сукхасана)

Сядьте со скрещенными ногами (см. фото). Внутреннюю стопу притяните к паху, руки положите на колени, ладони развернуты вверх. Соедините указательный и большой пальцы. Закройте глаза и сделайте несколько вдохов, наблюдайте за дыханием, чувствуйте пользу проведенного занятия.

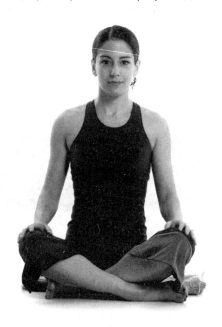

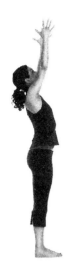 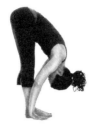

Подготовка
дыхания
Поза горы

Наклон вперед из положения
стоя

Комплекс приветствия солнцу
с прыжками (см. стр. 63—64)

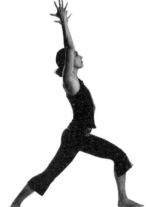 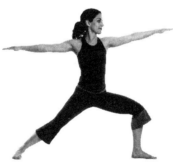 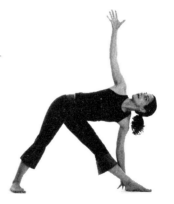

Поза воина

Поза воина II

Поза треугольника

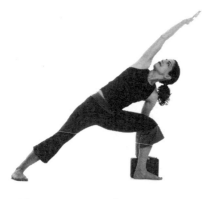

Поза вытянутого бокового угла, поза полумесяца, боковой наклон вперед

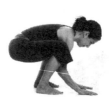

Поза стула и переход к стойке

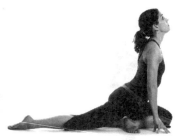

Переход из позы голубя в позу собаки мордой вниз

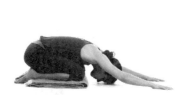

Виньяса — поза ребенка

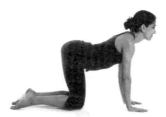

Переход из позы ребенка в позу кошки

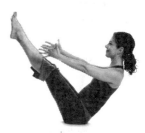

Поза лодки

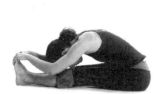

Наклон вперед из положения сидя

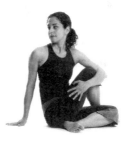

Скручивание в положении сидя

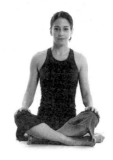

Расслабленная поза со скрещенными ногами

Этот комплекс упражнений высокой интенсивности построен на базе предыдущего и рассчитан на 40 минут. Темп занятий совпадает, но этот комплекс
дополнен еще более сложными позами и переходами.

1. Подготовка дыхания

Встаньте у переднего края коврика, стопы на ширине бедер и параллельны, руки вдоль туловища, взгляд направлен вперед. Наблюдайте за дыханием и начните постепенно увеличивать глубину вдоха и длину выдоха, используя уджайи, дыхание океана, через нос. Сделайте
шесть вдохов.

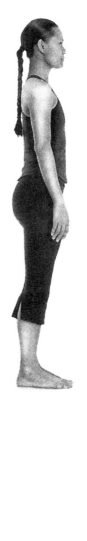

2. Поза горы (Тадасана)

Встаньте у переднего края коврика,
стопы на ширине бедер и параллельны,
руки вдоль туловища, взгляд направлен вперед. На вдохе поднимите руки
через стороны вверх над головой. Держите прямые руки с раскрытыми ладонями, развернутыми внутрь, параллельно друг другу. Взгляд направлен
вверх. На выдохе опустите руки через
стороны вниз, опустите подбородок на
грудь. Повторите дыхательный и двигательный циклы еще шесть раз.

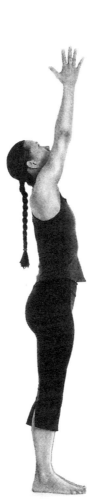

3. Наклон вперед из положения стоя (Уттанасана)

Исходное положение, как в предыдущей асане. На вдохе поднимите руки через стороны вверх и соедините ладони над головой, отведите голову назад и направьте взгляд вверх. На выдохе наклонитесь вниз, опустив руки на пол, поставив ладони с двух сторон от стоп, подбородок опустите к груди. На вдохе вернитесь в исходное положение, поднимая руки через стороны и соединяя ладони над головой, смотрите вперед. Повторите дыхательный и двигательный циклы четыре раза. Затем удерживайте наклон в течение шести циклов дыхания. На вдохе поднимитесь, переведите руки через стороны вверх и соедините над головой. На выдохе опустите руки и соедините ладони перед грудью.

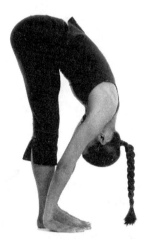

4. Приветствие солнцу с выпадами

Выполните комплекс приветствия солнцу с выпадами. Описание комплекса приведено на страницах 59, 61 главы 3.

5. Приветствие солнцу с прыжками

Выполните комплекс приветствия солнцу с прыжками. Описание комплекса приведено на страницах 63—64 главы 3.

6. **Переход из позы воина I (Вирабадрасана I) в позу воина II (Вирабадрасана II), позу треугольника (Триконасана), позу вытянутого бокового угла (Уттхита паршва конасана), позу полумесяца (Ардха чандрасана), боковой наклон вперед (Паршва Уттанасана) и позу воина III (Вирабадрасана III)**

Исходное положение: встаньте у переднего края коврика, стопы соедините, руки вдоль туловища, взгляд направлен вперед. На вдохе поднимите руки через стороны вверх и соедините ладони над головой, взгляд направьте вперед и вверх. На выдохе наклонитесь, опустив руки на пол, поставив с двух сторон от стоп. В паузе после выдоха отведите правую ногу назад, разверните стопу на 45 градусов (а). На вдохе согните левое колено, поднимите руки через стороны и соедините ладони над головой в позе воина I (б). Удерживайте позу в течение шести циклов дыхания.

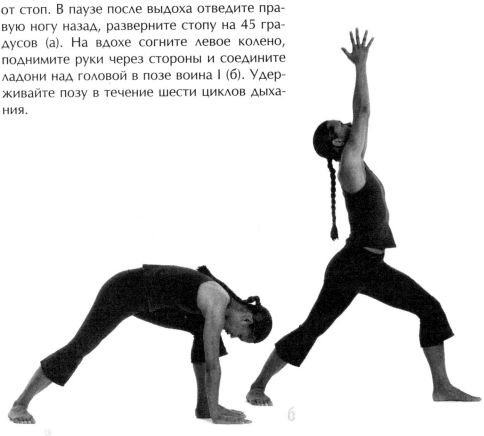

На выдохе перейдите в позу воина II: разверните корпус вправо, руки опустите на уровень плеч, тянитесь руками в стороны, раскрытые ладони направлены вниз, взгляд направлен вперед (в). Удерживайте позу в течение шести циклов дыхания. Для перехода в позу треугольника на вдохе выпрямите левую ногу. Затем на выдохе, наклонившись влево, поставьте левую руку на левую лодыжку или за левую стопу на пол, используя при необходимости кирпич. На вдохе тянитесь правой рукой вверх, смотрите вверх. Удерживайте позу треугольника (г) в течение шести циклов дыхания. Для перехода в уттхита паршва конасана на выдохе согните левую ногу в колене, распределите вес тела на обе ноги. Затем на вдохе вытяните правую руку вперед, взгляд направьте вперед или вверх. Удерживайте вытянутый боковой угол в течение шести циклов дыхания (д).

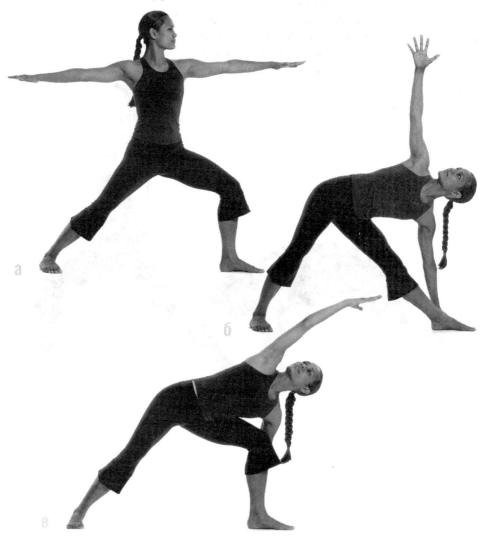

Для перехода в позу полумесяца, ардха чандрасану, поставьте правую руку на правое бедро и на вдохе поднимите правую ногу. На выдохе выпрямите левую ногу. Далее на вдохе разверните корпус вправо, поднимите правую руку вверх, смотрите на правую руку (е). Удерживайте позу полумесяца в течение шести циклов дыхания. На выдохе опустите правую ногу, разверните стопу на 45 градусов, положите ладони с обеих сторон от левой стопы. На вдохе вытяните позвоночник, разворачивая плечи и таз вперед. На выдохе выпрямите левую ногу в паршва уттанасана (ё). Удерживайте позу в течение шести циклов дыхания.

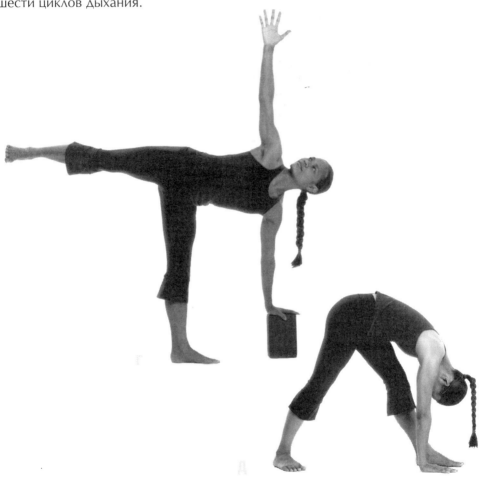

Для перехода в позу воина III поставьте обе руки на бедра, немного согните левую ногу в колене. На вдохе поднимите правую ногу, вытяните правую ногу и грудную клетку параллельно полу, а правую стопу и бедра перпендикулярно полу. На выдохе выпрямите левую ногу и на вдохе вытяните руки вперед параллельно полу (ж). Удерживайте позу воина III в течение шести циклов дыхания. На вдохе встаньте, руки поднимите над головой, правую ногу соедините с левой ногой. На выдохе соедините ладони перед грудью. Повторите виньясу в другую сторону.

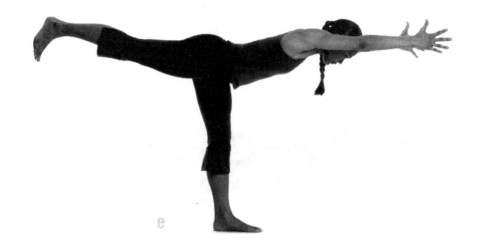

7. Поза скрученного треугольника (Париврита Триконасана)

Исходное положение: стоя, ноги расставлены, стопы параллельны. На вдохе поднимите руки в стороны на уровень плеч (а) и на выдохе, скручиваясь вправо, поставьте левую руку за правую стопу, а правую руку вытяните вверх. Взгляд направьте вверх на правую руку (б). На вдохе поднимитесь. На выдохе, скручиваясь влево, поставьте правую руку за левую стопу, левую руку вытяните вверх. Взгляд направьте вверх на левую руку. Повторите двигательный цикл со скручиванием четыре раза для каждой стороны. На четвертом повторе сохраняйте скрученную позу для каждой стороны в течение шести циклов дыхания. Затем на вдохе встаньте прямо, выдохните, опустите расслабленные руки вдоль туловища.

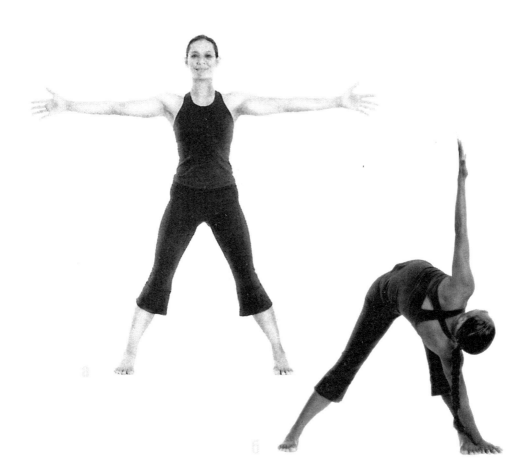

8. Переход из намасте в приседе (Намаскарасана) в позу вороны (Бакасана)

Исходное положение: встаньте у переднего края коврика, стопы на ширине бедер параллельны, руки вдоль туловища. На вдохе поднимите руки над головой, раскрытые ладони развернуты внутрь и параллельны. На выдохе согните колени, опустите таз, округляя спину, опустите ладони на пол перед собой (а). Раздвиньте колени, сожмите предплечья внутренней стороной бедер. Поднимите грудную клетку, сведите ладони перед грудью (б). Удерживайте намаскарасана в приседе в течение шести циклов дыхания. На выдохе положите ладони на пол перед собой, продолжайте сдавливать предплечья внутренней стороной бедер (а). На вдохе перекатитесь вперед, касайтесь пола большими пальцами ног, взгляд направьте вперед. Сделайте вдох и в паузе после выдоха втяните живот внутрь и вверх в мула бандха, оторвите стопы от пола и балансируйте на руках в бакасане, позе вороны (в). Удерживайте баланс позы в течение шести циклов дыхания за счет мышц брюшного пресса.

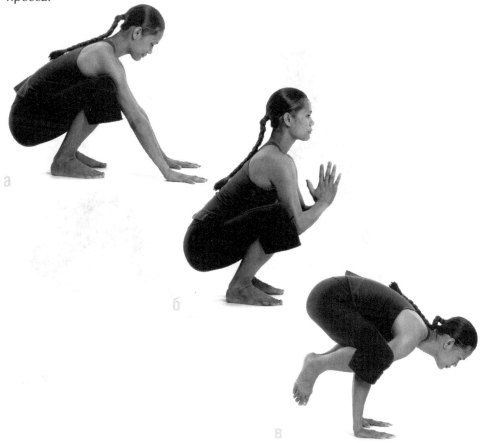

9. Переход прыжком назад в позу планки (Чатаранга дандасана), в позу собаки мордой вверх (Урдва мукха шванасана), в позу собаки мордой вниз (Адхо мукха шванасана), завершение прыжком в сед

Из вороны в паузе после выдоха прыжком переведите себя в невысокую чатарангу дандасану, или позу планки, сохраняя пальцы ног подогнутыми (а). В этой позе корпус удерживается на одной линии с ногами в нескольких сантиметрах над полом, локти прижаты к телу, а плечи отведены назад. На вдохе продвиньте таз вперед, руки выпрямите — поза собаки мордой вверх (б). Затем на выдохе перейдите в позу собаки мордой вниз (в), удерживайте позу в течение четырех циклов дыхания. На вдохе руки переведите в упор на кончики пальцев и прыжком подтяните ноги вперед (г), перейдя в сед с вытянутыми вперед ногами (д).

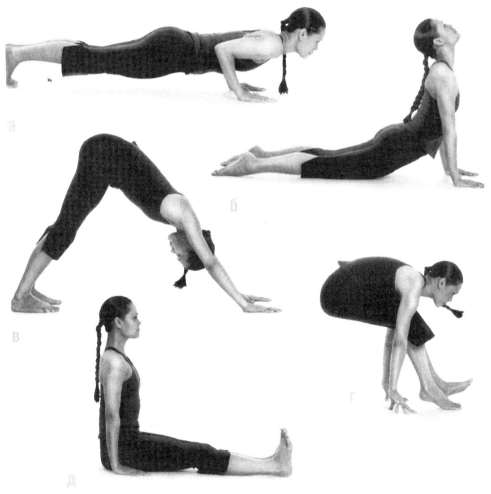

10. Поза лодки (Навасана)

Исходное положение: сидя согните ноги в коленях и поставьте стопы на пол. На вдохе вытяните руки вперед, на выдохе оторвите стопы от пола. Сделайте вдох и выпрямите ноги, вытягивайтесь вперед руками, тяните носки. Удерживайте позу лодки в течение шести циклов дыхания. На вдохе опустите ноги и руки на пол.

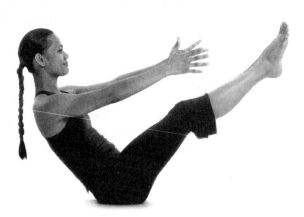

11. Наклон вперед из положения сидя (Пашчиматанасана)

Исходное положение: сидя вытяните вперед ноги, руки около бедер на полу. На вдохе поднимите руки над головой (а), на выдохе наклонитесь вперед, захватив стопы сверху, расслабьте шею (б). На вдохе поднимитесь, руки — над головой, на выдохе повторите наклон. Повторите двигательный и дыхательный циклы четыре раза. На четвертом повторе удерживайте наклон в течение шести циклов дыхания: на вдохе тянитесь ребрами вперед и вытягивайте спину, на выдохе увеличивайте глубину наклона и подтягивайте живот вверх. На вдохе поднимитесь, руки — над головой, на выдохе опустите руки.

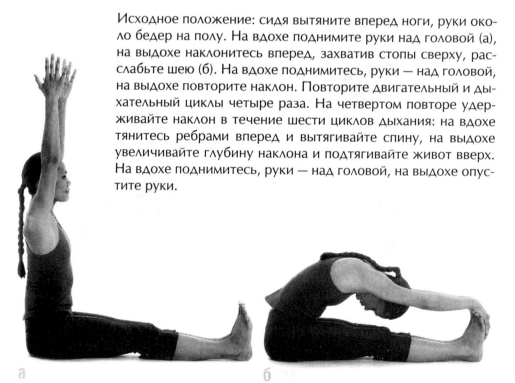

а   б

12. Скручивание в положении сидя (Ардха Матсиендрасана)

Сядьте, вытянув ноги вперед. Поставьте правую стопу за левое бедро, левая нога остается прямой. Обхватите левой рукой правое колено, правую руку поставьте за спину. Распределите вес на оба бедра, взгляд направьте назад. На вдохе приподнимите грудную клетку и вытяните позвоночник, разверните голову в направлении скручивания. Сохраняйте скрученную позу в течение шести циклов дыхания, на вдохе вытягивайте позвоночник, на выдохе сильнее скручивайтесь и втягивайте живот внутрь и вверх. На выдохе расслабьте позу. Повторите скручивание в левую сторону.

13. Поза сапожника (Бадха Конасана)

Исходное положение: сидя соедините стопы, притяните их к себе. Руками раскройте стопы, как книгу, опускайте бедра к полу. Удерживая стопы, вдохните, выпрямите руки, вытяните позвоночник. Опустите подбородок на грудь в джаландхара бандха (а). Удерживайте позу в течение шести циклов дыхания, добавляя между вдохами небольшую паузу. На шестом выдохе округлите спину и наклонитесь вперед, вытянув руки перед собой (б). Удерживайте наклон в течение шести циклов дыхания. Затем, переставляя руки, вернитесь в исходное положение.

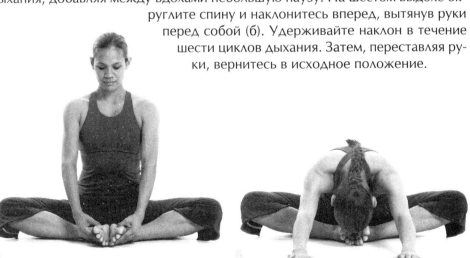

14. Поза моста (Сету бандхасана)

Лежа на спине, согните колени, поставьте стопы на пол параллельно на ширине бедер, на комфортном расстоянии от тела, вытяните руки вдоль тела (а). На вдохе переведите вытянутые руки за голову и, опираясь на стопы, поднимите таз (б). На выдохе верните руки в исходное положение, опустите таз на пол. Повторите дыхательный и двигательный циклы четыре раза. Затем удерживайте позу моста в течение шести циклов дыхания. На вдохе поднимайте грудь, а на выдохе втягивайте живот к позвоночнику. На последнем выдохе верните руки в исходное положение, таз опустите вниз.

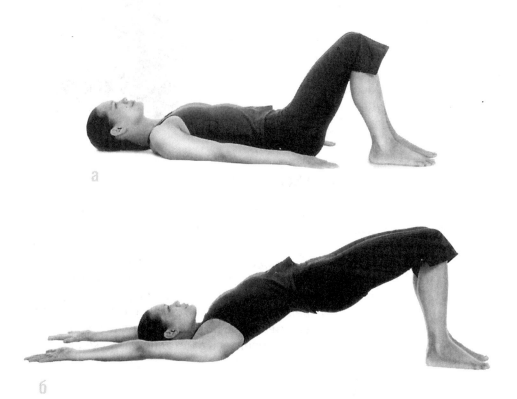

15. Поза колеса (Урдва дханурасана)

Исходное положение: лежа на спине, согните ноги в коленях, поставьте стопы на пол параллельно на ширине бедер. Положите ладони на пол у ушей,
пальцы направьте к себе (а). На выдохе, отталкиваясь ногами и выпрямляя руки, поднимитесь в урдва дханурасану. Голову отведите назад (б). Удерживайте позу колеса в течение восьми циклов дыхания, следите, чтобы ваши руки были сильными. Кроме того, чтобы избавиться от перенапряжения нижней части тела и плеч, старайтесь частично перенести вес тела на переднюю
часть стоп. На последнем выдохе поднимите подбородок, согните руки и ноги, опуститесь на пол и расслабьтесь.

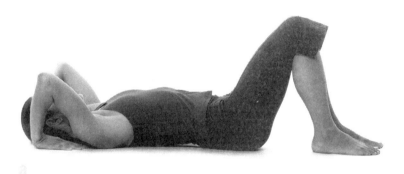

а

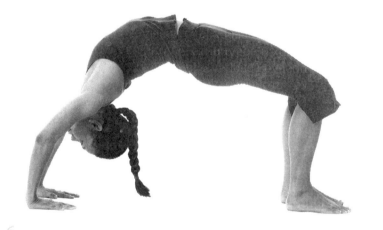

б

16. Подъем ног вверх из положения лежа на спине (Урдва Прасарита Падасана)

Исходное положение: лежа на спине, обхватите колени согнутых ног руками (а). На вдохе поднимите руки над головой и положите их достаточно далеко друг от друга таким образом, чтобы плечи удобно лежали на полу, выпрямите ноги вверх, тяните на себя стопы (б). На выдохе согните ноги и обхватите колени руками. Повторите дыхательный и двигательный циклы четыре раза. Затем в течение шести циклов дыхания удерживайте ноги вытянутыми вверх, а руки лежащими над головой. На последнем выдохе согните ноги, обхватите колени руками и расслабьтесь.

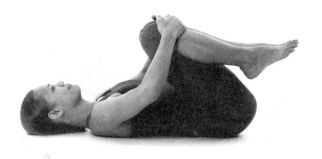

а

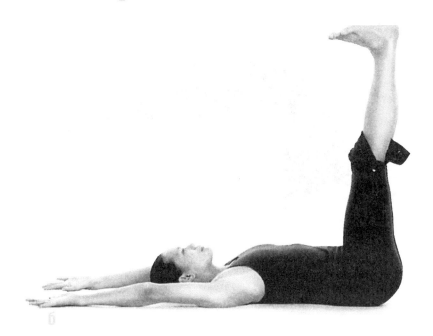

б

17. Стойка на голове (Ширшасана)

Перейдите в упор на руки и колени. Расставьте локти так, чтобы они находились на расстоянии локтя друг от друга, переплетите пальцы так, чтобы сформировать удобную опору для головы. Подогните пальцы ног, поднимите таз. Переступая, приближайте стопы к локтям то тех пор, пока таз не поднялся выше корпуса (а). Поймав баланс на локтях и предплечьях, оказывая минимальное давление на голову, согните ноги, приблизьте к груди (б), на вдохе поднимите ноги вверх (в). Удерживайте стойку в течение двенадцати циклов дыхания. На выдохе опустите прямые ноги на пол. Согните ноги в коленях, высвободите голову из захвата, перейдите в позу ребенка и расслабьтесь. Это упражнение можно выполнять у стены, используя ее в качестве дополнительной опоры.

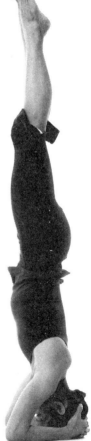

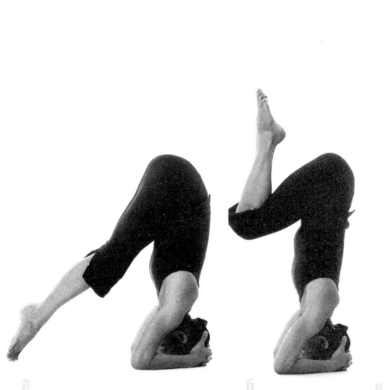

а   б   в

18. Переход из стойки на плечах (Сарвангасана) в позу плуга (Халасана)

Из позы ребенка лягте на спину, согните ноги в коленях, поставьте стопы на пол, руки вытяните вдоль тела с раскрытыми ладонями вниз. Для увеличения площади опоры под верхнюю часть спины и плечи можно положить одеяло, оставив шею на полу. На выдохе перекатитесь в стойку на плечах, переведя ноги за голову и поставив их на пол (а). Расположите руки таким образом, чтобы было удобно согнуть их в локтях и поставить ладони на спину. На вдохе поднимите ноги вертикально вверх. Для того чтобы сформировать стойку на плечах, вытянитесь вверх, вытяните стопы, напрягая переднюю и заднюю поверхность ног (б). Удерживайте стойку на плечах в течение двенадцати циклов дыхания. На выдохе опустите правое колено к груди, сохраняя левую ногу прямой (в). На вдохе поднимите правую ногу, на выдохе опустите левое колено к груди. Повторите дыхательный и двигательный комплексы по два раза для каждой стороны. Затем на выдохе опустите оба колена к груди (в), на вдохе поднимите ноги вверх. Повторите комплекс четыре раза. На выдохе опустите стопы на пол за голову, а руки на пол за телом. Удерживайте позу плуга, халасану, в течение шести циклов дыхания. На вдохе перекатитесь на спину, вытянитесь на полу, сделайте выдох и расслабьтесь.

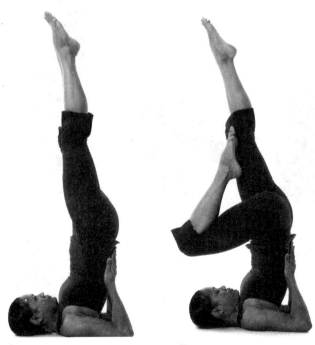

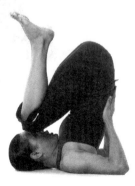

19. Мертвая поза (Шавасана)

Лежа на спине, вытяните ноги, раскрытые ладони разверните вверх. Успокойте дыхание и избавьтесь от напряжения мышц. Позвольте уму тоже расслабиться, не концентрируясь на какой-то конкретной мысли, которая бы отвлекала вас от ваших ощущений и от дыхания.

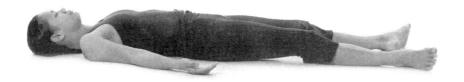

20. Поза кобры (Бхуджангасана)

Перевернитесь на живот, лоб положите на пол, ладони рук — у области ребер. На вдохе, опираясь на руки, постепенно поднимайте голову, шею и грудную клетку в позу кобры. На выдохе опустите голову, шею и грудную клетку вниз. Повторите дыхательный и двигательный циклы четыре раза. Затем удерживайте позу кобры в течение шести циклов дыхания: на выдохе сохраняйте вытяжение и прижимайтесь животом к полу, на вдохе поднимайте вверх грудную клетку. Затем на выдохе опуститесь на пол. На вдохе примите позу ребенка.

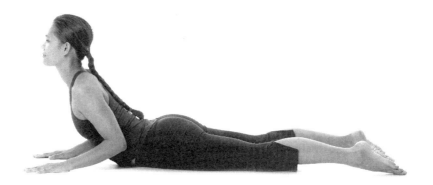

21. Переход из позы ребенка (Баласана) в позу кошки

Исходное положение: поза ребенка (а). На вдохе перейдите в упор на колени и ладони, поднимите грудь, взгляд направьте вперед и вверх (б). На выдохе округлите спину и вернитесь в позу ребенка. Повторите дыхательный и двигательный циклы шесть раз.

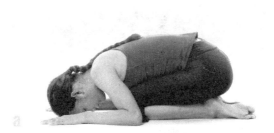

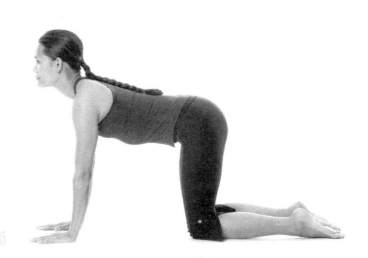

22. Дыхание океана (Удджайи пранаяма) с выполнением бандх

Сядьте так, чтобы вам было удобно, вытяните руки, положив их на колени ладонями вверх, приподнимите грудную клетку. Закройте глаза, сформируйте мудру, или энергетический замок из пальцев (указательный и большой пальцы соединены, остальные пальцы вытянуты, продолжая линию рук). Сделайте продолжительный вдох (8 секунд), используя удджайи пранаяму, опустите подбородок к груди, задержите дыхание на 5 секунд. Вытягивая позвоночник, сделайте продолжительный выдох (8 секунд). Втяните живот внутрь и вверх. Опустите подбородок, поднимите грудную клетку и задержите дыхание на 5 секунд. Повторите сочетание четыре раза. Затем увеличьте продолжительность следующего вдоха до 12 секунд. Задержите дыхание на 8 секунд. Сделайте более продолжительный выдох (12 секунд). Теперь в паузе после выдоха опустите подбородок, поднимите грудную клетку, подтяните живот под ребра для одновременного создания удаяна бандха, мула джаландхара бандха на 8 секунд. Расслабьтесь, высвободите диафрагму, мускулатуру живота и гортани перед следующим вдохом. Повторяйте такой вариант дыхания для еще 10 дыхательных циклов, затем перейдите к первоначальному сочетанию: вдох — 8 секунд, 5 секунд — пауза, 8 секунд — выдох, 5 секунд пауза. Повторите сочетание еще четыре раза. Для завершения пранаямы перейдите на дыхание в нормальном ритме, наблюдая спокойные вдохи и выдохи. Постарайтесь почувствовать гармонию и насытиться энергией жизни.

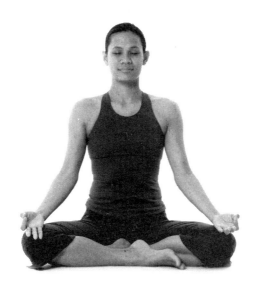

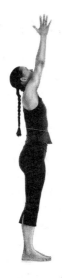

**Подготовка дыхания
Поза горы**

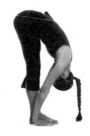

**Наклон вперед
из положения стоя**

**Приветствие солнцу
с выпадами (см. стр. 59, 61)**

**Приветствие солнцу
с прыжками(см. стр. 63—64)**

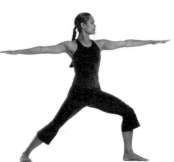
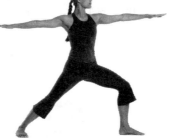

**Поза воина I с повтором в другую
сторону**

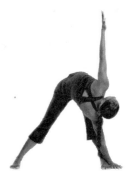

**Поза скрученного
треугольника**

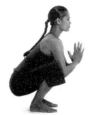

**Намасте в приседе
с переходом в позу**

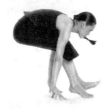

**Виньяса с переходом
прыжком в позу планки**

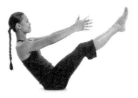

Поза лодки

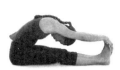

**Наклон вперед
из положения сидя**

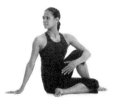

**Скручивание
в положении сидя**

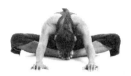

Поза сапожника

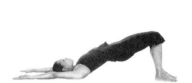

Поза моста

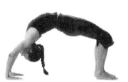

Поза колеса

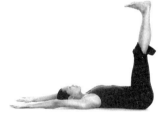

**Подъем ног вверх
из положения лежа на спине**

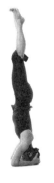

Стойка на голове

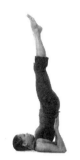

**Стойка на плечах
и плуг**

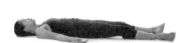

Мертвая поза

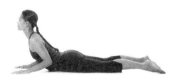

Поза кобры

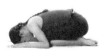

**Переход из позы
ребенка в позу кошки**

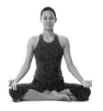

Дыхание океана

Этот 60-минутный комплекс дает максимум физической нагрузки и включает самые сложные позы и связки из ранее рассмотренных. Этот комплекс не должен использоваться в качестве повседневной тренировки. 60-минутное занятие требует концентрации и желания работать на грани возможностей.

1. Подготовка дыхания

Встаньте у переднего края коврика, стопы на ширине бедер и параллельны, руки вдоль туловища, взгляд направлен вперед. Наблюдайте за дыханием и начните постепенно увеличивать глубину вдоха и длину выдоха, используя удджайи, дыхание океана, через нос. Сделайте шесть циклов дыхания.

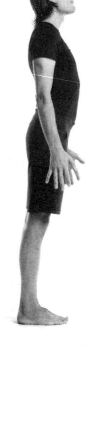

2. Поза горы (Тадасана)

На вдохе поднимите руки через стороны вверх. Держите прямые руки с раскрытыми ладонями, развернутыми внутрь параллельно друг другу. Взгляд направлен вверх. На выдохе опустите руки через стороны вниз, опустите подбородок на грудь. Повторите дыхательный и двигательный циклы еще шесть раз.

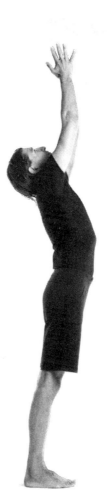

3. Наклон вперед из положения стоя (Уттанасана)

На вдохе поднимите руки через стороны вверх и соедините ладони над головой, отведите голову назад и направьте
взгляд вверх. На выдохе наклонитесь, опустив руки на
пол, поставив ладони с двух сторон от стоп, подбородок
тяните к груди. На вдохе вернитесь в исходное положение, поднимая руки через стороны вверх и соединяя ладони над головой, взгляд направлен вперед. Повторите дыхательный и двигательный циклы четыре раза. Затем
удерживайте наклон в течение шести циклов дыхания. На
вдохе поднимитесь, поднимите руки через стороны и соедините над головой. На выдохе опустите руки и соедините ладони перед грудью.

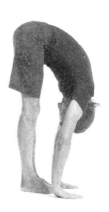

4. Поза стула (Уткатасана)

Исходное положение: встаньте прямо, стопы параллельно на ширине бедер,
руки вдоль туловища. На вдохе поднимите прямые руки над головой, раскрытые ладони развернуты внутрь и не касаются друг друга. Взгляд направлен вперед, а подбородок тяните к груди. На выдохе согните ноги в коленях,
опустите таз на уровень коленей, округляя спину, опустите руки на пол перед
собой (а). Старайтесь удерживать пятки на полу (при необходимости подло-
жите под пятки свернутое одеяло). Удерживая колени согнутыми,
выпрямите позвоночник и поднимите корпус и руки вверх (б). На
выдохе округлите спину и поставьте руки на пол перед собой.
Затем на вдохе выпрямитесь и поднимите прямые руки над
головой. На выдохе через стороны опустите руки вниз.
Повторите дыхательный и двигательный циклы четыре
раза, а затем удерживайте позу уткатасана с согнутыми коленями, поднятой грудной клеткой и руками в
течение шести циклов дыхания. На вдохе выпрямитесь, на выдохе опустите руки через стороны
вниз, расслабьтесь.

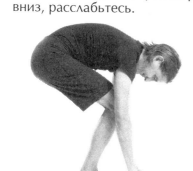

5. Приветствие солнцу с выпадами

Выполните комплекс приветствия солнцу с выпадами, описанный в главе 3.

6. Переход из позы воина I (Вирабадрасана I) в позу воина II (Вирабадрасана II), позу треугольника (Триконасана), позу вытянутого бокового угла (Уттхита паршва конасана), боковой наклон вперед (Паршва Уттанасана) и позу воина III (Вирабадрасана III)

Исходное положение: встаньте у переднего края коврика, стопы соедините, руки вдоль туловища, взгляд направлен вперед. На вдохе поднимите руки через стороны вверх и соедините ладони над головой, взгляд направьте вперед и вверх (а). На выдохе наклонитесь, опустив руки на пол, поставив с двух сторон от стоп (б). В паузе после выдоха отведите правую ногу назад, разверните стопу на 45 градусов (в).

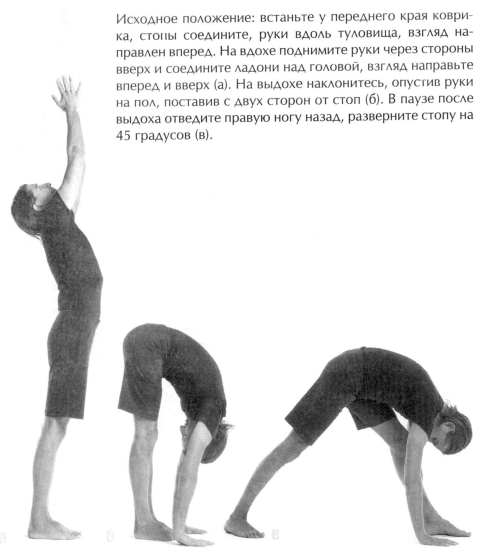

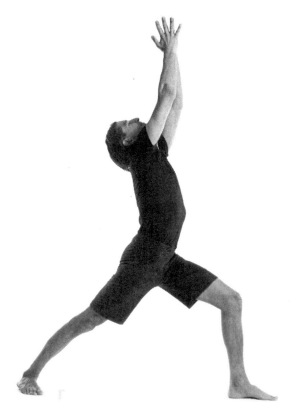

На вдохе поднимите руки через стороны и соедините ладони над головой в позе воина I (г). На выдохе наклонитесь вперед, поместите руки с двух сторон от левой стопы, расслабьте полностью шею. На вдохе поднимитесь в позу воина I. Повторите комплекс дыхания и движения четыре раза. Затем удерживайте позу воина I в течение шести циклов дыхания. На шестом выдохе разведите руки в стороны на уровень плеч и раскройте плечи, перейдите в позу воина II (д). Взгляд направьте вперед, руками тянитесь в стороны. Удерживайте позу в течение шести циклов дыхания.

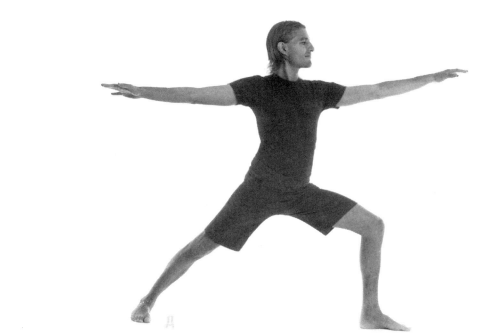

На вдохе выпрямите левую ногу. На выдохе перейдите в позу треугольника, поставьте левую руку на левую лодыжку или за левую стопу на пол, используя при необходимости кирпич, поднимите правую руку вверх. Взгляд направлен вверх. Удерживайте позу треугольника (е) в течение шести циклов дыхания. На выдохе согните левое колено. Затем на вдохе вытяните правую руку вперед, взгляд направьте вперед или вверх. Удерживайте вытянутый боковой угол в течение шести циклов дыхания (ж). Взгляд направлен вперед и вверх, распределяйте вес тела на обе ноги, левая рука стоит на полу или на кирпиче за левой стопой.

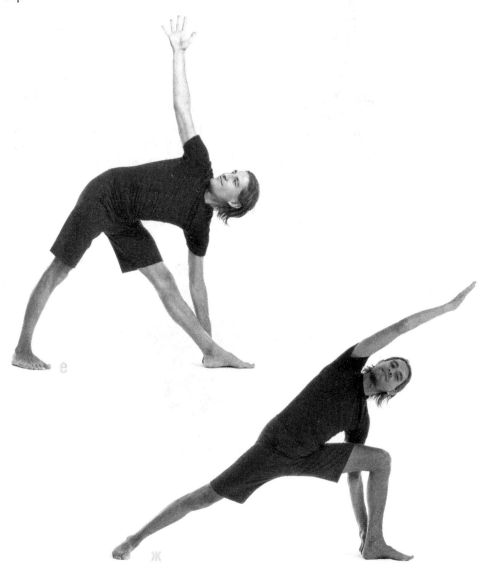

Для перехода в пармва уттанасана положите ладони на пол с обеих сторон от левой стопы. На вдохе выпрямите позвоночник, разверните таз и плечи вперед. На выдохе выпрямите левую ногу в пармва уттанасана (з). Удерживайте позу в течение шести циклов дыхания. Для перехода в позу воина III поставьте обе руки на бедра, немного согните левую ногу в колене. На вдохе поднимите правую ногу, вытяните правую ногу и грудную клетку параллельно полу, носок стопы и таз смотрят в пол. На выдохе выпрямите левую ногу и на вдохе тяните руки вперед (и). Удерживайте позу воина III в течение шести циклов дыхания. На вдохе поднимите руки над головой, правую ногу поставьте к левой. На выдохе соедините ладони перед грудью. Повторите виньясу в другую сторону.

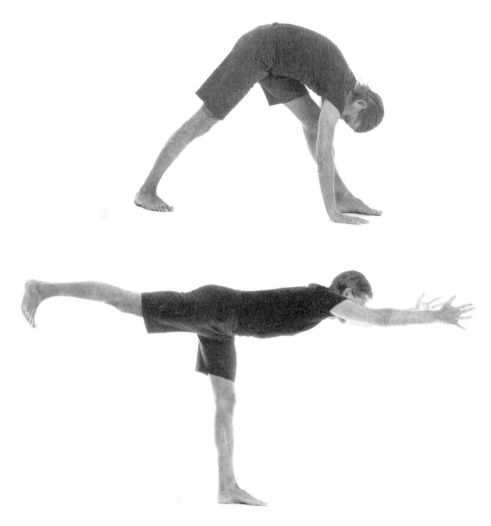

7. Треугольник со скручиванием (Паривритта Триконасана)

Исходное положение: стоя, ноги расставлены, стопы параллельны. На вдохе поднимите руки в стороны на уровень плеч (а) и на выдохе, скручиваясь вправо, поставьте левую руку за правую стопу, а правую руку вытяните вверх. Взгляд направьте вверх на правую руку. На вдохе поднимитесь. На выдохе, скручиваясь влево, поставьте правую руку за левую стопу, левую руку вытяните вверх. Взгляд направьте вверх на левую руку (б). Повторите двигательный цикл со скручиванием четыре раза для каждой стороны. На четвертом повторе сохраняйте скрученную позу для каждой стороны в течение шести циклов дыхания. Затем на вдохе встаньте прямо, выдохните, опустите расслабленные руки вдоль туловища.

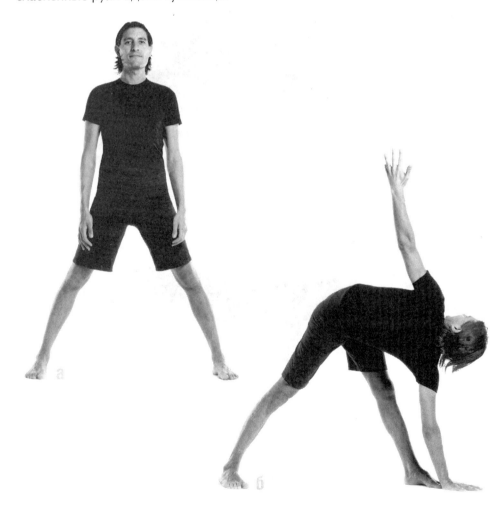

8. Поза Дерева (Врикшасана) — в стойку на ноге с удержанием в руке большого пальца ноги (Уттхита хаста падангустасана) — в танцующего Шиву (Натаражиасана)

Исходное положение: встаньте прямо у переднего края коврика, стопы вместе, руки вдоль тела. Положите правую руку на правое бедро. Левой рукой поставьте левую стопу на внутреннюю сторону правого бедра и раскройте бедро. Сосредоточьте взгляд на точке перед вами, сведите ладони перед грудью (а). На вдохе поднимите руки над головой (б). Удерживайте позу дерева в течение пяти циклов дыхания. На пятом выдохе опустите ладони к груди. Оставаясь на одной ноге, приведите левое колено к груди, захватите большой палец и первые два пальца левой ноги левой рукой. На выдохе перейдите в уттхита хаста падангустасана, вытягивая левую ногу вперед (в). Удерживайте позу в течение пяти циклов дыхания.

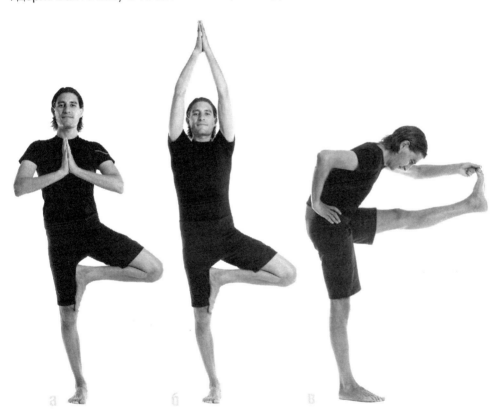

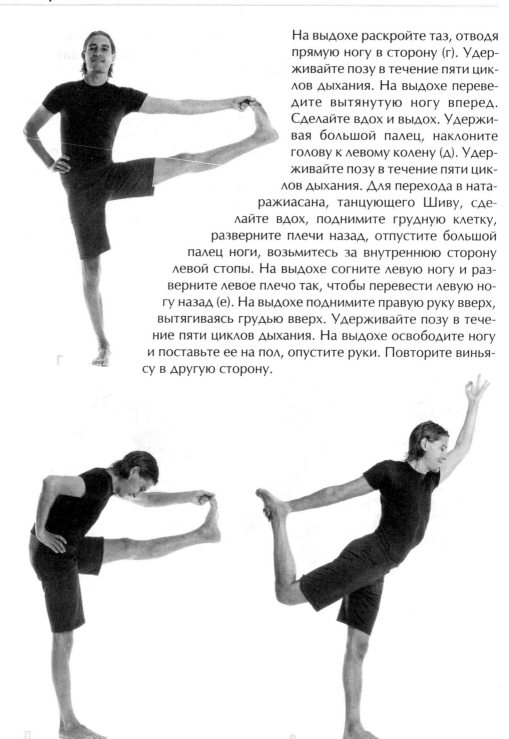

На выдохе раскройте таз, отводя прямую ногу в сторону (г). Удерживайте позу в течение пяти циклов дыхания. На выдохе переведите вытянутую ногу вперед. Сделайте вдох и выдох. Удерживая большой палец, наклоните голову к левому колену (д). Удерживайте позу в течение пяти циклов дыхания. Для перехода в натараджиасана, танцующего Шиву, сделайте вдох, поднимите грудную клетку, разверните плечи назад, отпустите большой палец ноги, возьмитесь за внутреннюю сторону левой стопы. На выдохе согните левую ногу и разверните левое плечо так, чтобы перевести левую ногу назад (е). На выдохе поднимите правую руку вверх, вытягиваясь грудью вверх. Удерживайте позу в течение пяти циклов дыхания. На выдохе освободите ногу и поставьте ее на пол, опустите руки. Повторите виньясу в другую сторону.

9. Виньяса стойки на одной руке (Васистхасана)

Исходное положение: встаньте у переднего края коврика, стопы вместе, руки вдоль тела. Взгляд направлен вперед. Переведите взгляд вверх, на вдохе поднимите руки через стороны вверх, соедините ладони над головой (а). На выдохе наклонитесь вперед, поставьте ладони с двух сторон от стоп (б). На вдохе вытягивайте позвоночник и приподнимайте грудную клетку. На выдохе увеличивайте глубину наклона и расслабляйте колени. Задержав дыхание, аккуратным прыжком отведите ноги назад, вытягиваясь в чатарангу дандасану, позу планки, ноги опираются на подвернутые пальцы ног (в). В этой позе тело должно быть немного приподнято над полом, локти прижаты к корпусу, плечи оттянуты назад.

На вдохе продвигайте таз вперед и перейдите в позу собаки мордой вверх (г). На выдохе перейдите в позу собаки мордой вниз (д). Удерживайте позу в течение пяти циклов дыхания. Удерживая ноги стоящими на подвернутых пальцах, перейдите в позу планки на прямых руках. Корпус и ноги формируют единую линию (е). Затем, поймав баланс на левой руке, положите правую ступню на левую, положите правую руку на правое бедро. На выдохе стабилизируйте позу через мула бандха. На вдохе вытяните правую руку вверх с раскрытой ладонью в васистхасана (ё). Переведите взгляд на правую руку. Удерживайте позу в течение пяти циклов дыхания.

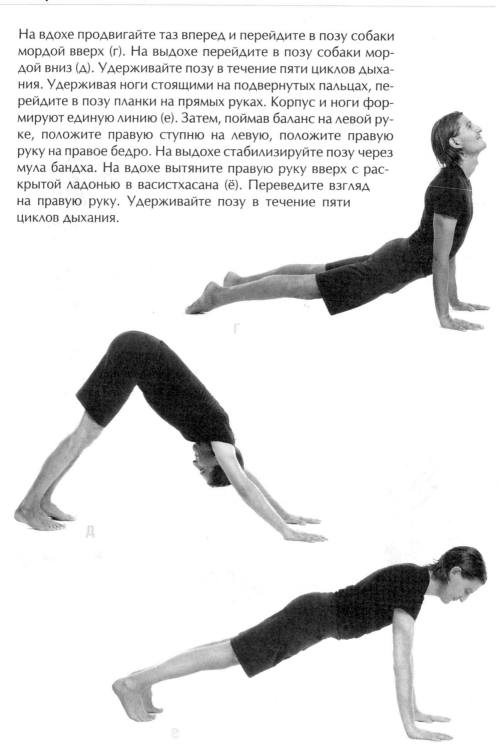

На выдохе опустите правую руку на пол, перейдите в позу планки (е). На вдохе перейдите в позу собаки мордой вверх (г), на выдохе перейдите в позу собаки мордой вниз (д). На вдохе опуститесь в упор на руки и колени, поднимите грудную клетку, взгляд направьте вперед и вверх, на выдохе перейдите в позу ребенка (з) и расслабьтесь немного. На вдохе перейдите в упор на руки и колени. На выдохе перейдите в позу собаки мордой вниз (д). Удерживайте позу в течение пяти циклов дыхания. На вдохе перейдите в позу планки (е). Перейдите в васистхасану (ж), но в этот раз выполните ее с балансом на правой руке, удерживая левую вверху. Зафиксируйте позу на пять циклов дыхания. На выдохе опустите левую руку на пол в позу планки (е). Сделайте вдох и выдох, согните локти, опуститесь на пол.

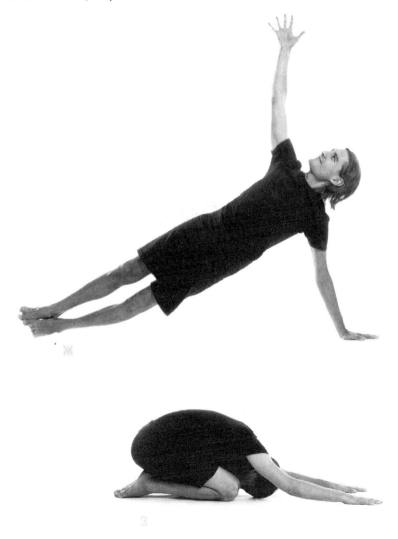

ж

з

10. Переход из позы кобры (Бхуджангасана) в позу ребенка (Баласана) и в стойку на коленях

Лежа на животе, лоб на полу, ладони рук у области ребер, локти направлены вверх. На вдохе, опираясь на руки, постепенно поднимайте голову, шею и грудную клетку в позу кобры (а). На выдохе перейдите в позу ребенка (б), руки вытянуты вперед и лежат на полу. На вдохе перейдите в стойку на коленях, поднимите руки над головой, тяните вверх грудную клетку (г). На выдохе опуститесь в позу ребенка, вытянутые руки лежат на полу. На вдохе перейдите в низкую позу кобры. На выдохе опустите голову, шею и грудную клетку вниз. Повторите дыхательный и двигательный циклы шесть раз. Затем удерживайте позу кобры в течение шести циклов дыхания. Затем на выдохе опуститесь в позу отдыха на животе.

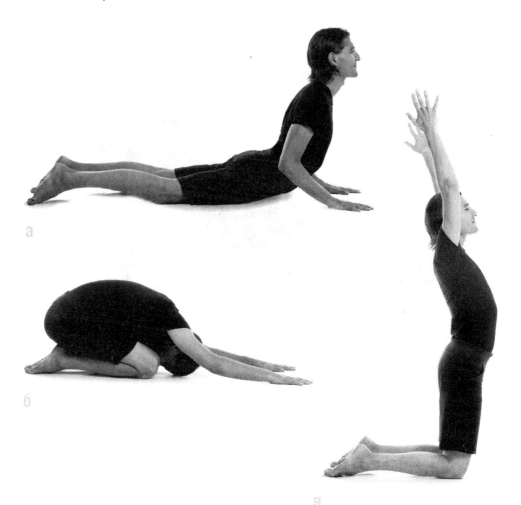

11. Лук (Дханурасана)

Лежа на животе, согните ноги в коленях, захватите руками лодыжки. На вдохе поднимите голову, шею, грудную клетку, стопы и ноги, позволяя плечам разворачиваться назад и раскрывать грудную клетку. Взгляд направлен вперед и вверх. Удерживайте позу лука в течение восьми циклов дыхания. На выдохе опуститесь на пол, отпустите ноги и расслабьтесь. Примите позу ребенка.

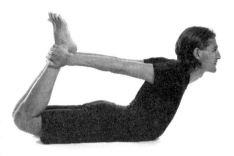

12. Поза верблюда (Уштрасана)

Исходное положение: поза ребенка, вытянутые руки лежат впереди (а). На вдохе встаньте на колени и поднимите руки через стороны вверх (б). Стоя на коленях на выдохе, опустите ладони на пятки. На выдохе тяните вверх грудную клетку. Для защиты нижней части спины от перенапряжения перенесите вес на ноги (в). На выдохе отведите голову назад. Удерживайте позу верблюда в течение шести циклов дыхания. На вдохе отпустите пятки, поднимите голову, поднимите руки над головой. На выдохе перейдите в позу ребенка и расслабьтесь.

13. Стойка на голове (Ширшасана)

Перейдите в упор на руки и колени. Расставьте локти так, чтобы они находились на расстоянии локтя друг от друга, переплетите пальцы, чтобы сформировать удобную опору для головы. Поставьте голову на пол между сплетенными пальцами. Подогните пальцы ног, поднимите таз, переступая ногами, приближайте стопы к локтям до тех пор, пока таз не поднимется выше корпуса (а). Поймав баланс на локтях и кистях рук, оказывая минимальное давление на голову, притяните колени к груди (б), на вдохе поднимите ноги вверх (в). Удерживайте стойку в течение двенадцати циклов дыхания. На выдохе опустите прямые ноги на пол. Согните ноги в коленях, высвободите голову из захвата, перейдите в позу ребенка и расслабьтесь. Это упражнение, а также стойку на предплечьях можно выполнять у стены, используя ее в качестве дополнительной опоры.

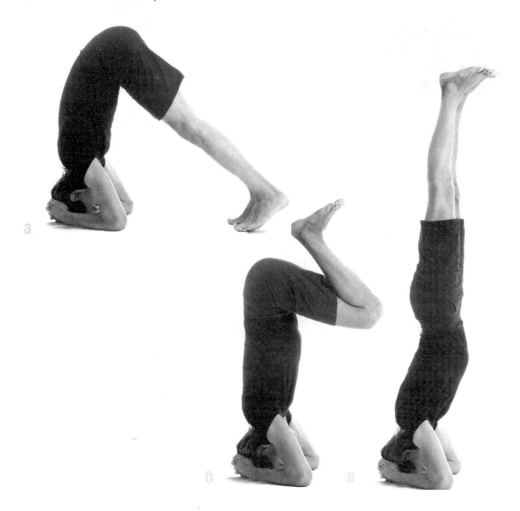

14. Стойка на предплечьях (Пинча маюрасана)

Немного приподнимитесь из позы ребенка, положите ладони, предплечья и локти на пол. Взгляд направьте вперед, вытяните руки, выпрямите ноги, переступая, приближайте стопы к локтям до тех пор, пока таз не поднимется выше корпуса. На вдохе поднимите правую ногу. Сделайте вдох и выдох, поднимите левую ногу вверх. Удерживайте позу в течение двенадцати циклов дыхания. На выдохе опустите ноги вниз. Перейдите в позу ребенка и расслабьтесь.

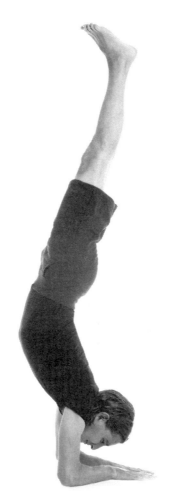

15. Стойка на плечах (Сарвангасана)

Лежа на спине, согните ноги в коленях, руки вытяните вдоль тела с раскрытыми ладонями вниз (а). Сделайте вдох и на выдохе перекатитесь в стойку на плечах, переведя ноги за голову и поставив их на пол (б). Согните руки в локтях и поставьте ладони на спину, разместите локти на удобном расстоянии от тела. На вдохе поднимите ноги в стойку на плечах (в). Удерживайте позу в течение двенадцати циклов дыхания, напрягая переднюю и заднюю поверхности ног, вытягивая стопы вверх.

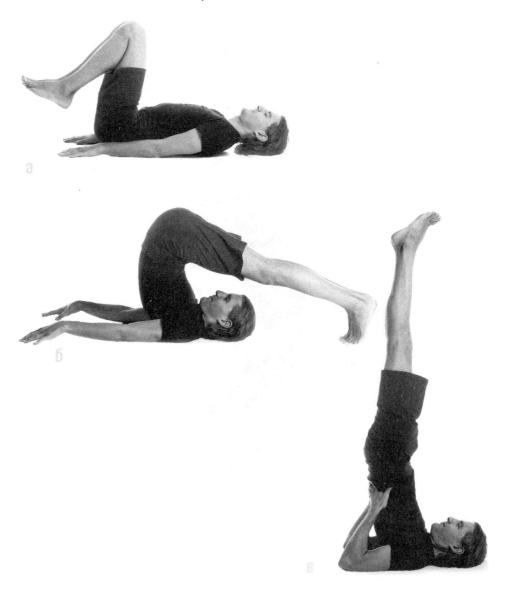

16. Переход в позу моста с опорой на одну ногу

Из стойки на плечах на вдохе опустите правую ногу на пол перед телом, удерживая левую ногу поднятой вверх. Удерживайте позу в течение четырех циклов дыхания. На вдохе опустите левую ногу на пол. На выдохе поднимите правую ногу вверх, удерживайте позу в течение четырех циклов дыхания. На вдохе опустите правую ногу, поставьте обе стопы параллельно на коврик. Удерживайте позу в течение четырех циклов дыхания. Уберите ладони от спины, на выдохе опустите таз на пол.

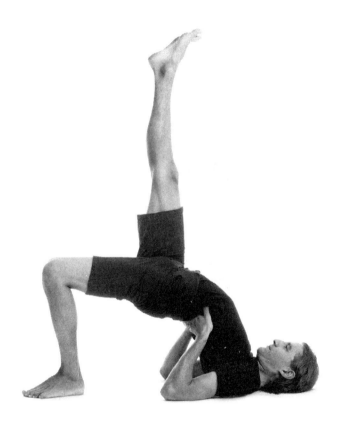

17. Поза колеса (Урдва дханурасана)

Исходное положение: лежа на спине, согните ноги в коленях, поставьте стопы на пол параллельно на ширине бедер. Положите ладони на пол у ушей, пальцами в направлении тела (а). На выдохе, отталкиваясь ногами и выпрямляя руки, поднимитесь в полное колесо (б). Удерживайте позу колеса в течение восьми циклов дыхания, опирайтесь на сильные ноги, раскрывайте грудную клетку и расслабьте шею. На последнем выдохе поднимите подбородок, опуститесь на пол и расслабьтесь. После небольшого отдыха выполните асану колеса еще раз. Лежа на спине, для снятия напряжения с нижней части спины притяните колени к груди.

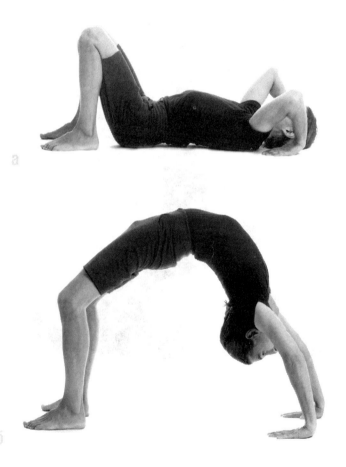

18. Поза рыбы (Матсясана)

Лежа на спине, вытяните ноги и положите кисти рук под ягодицы, ладони развернуты вниз. На вдохе поднимите корпус, давя в пол локтями. На выдохе поставьте макушку головы на пол, прогибаясь в спине. Удерживайте позу рыбы в течение шести циклов дыхания, вытягиваясь грудной клеткой вверх, снижая давление на голову. Затем, удерживая прогиб в спине, на выдохе приподнимите ноги, вытягивая стопы вперед.

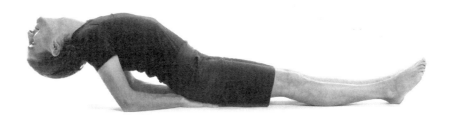

19. Поза лодки (Навасана)

Перейдите из позы рыбы в позу лодки с поднятыми ногами. На вдохе подними-те голову, опуская подбородок к грудной клетке и высвобождая руки. На выдохе вытяните руки вперед, тянитесь к прямым ногам. Удерживайте позу лодки в течение шести циклов дыхания. На вдохе опустите ноги на пол, сядь-те, положите ладони на бедра.

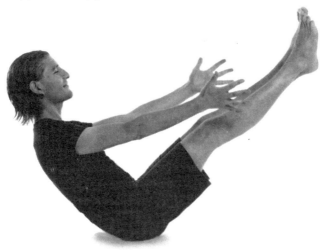

20. Наклон вперед из положения сидя (Пашчиматанасана)

Сидя, вытяните ноги, руки на бедрах. На вдохе поднимите руки над головой (а). На выдохе наклонитесь вперед, захватив стопы сверху, расслабьте шею (б). Удерживайте наклон в течение восьми циклов дыхания. На вдохе поднимитесь, руки — над головой, на выдохе опустите руки вниз.

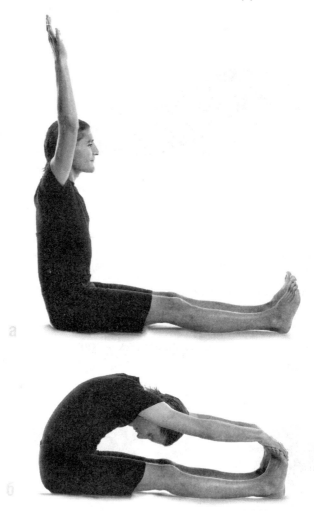

21. Скручивание в положении сидя с выполнением замка (Ардха Матсиендрасана с мудра)

Поставьте правую стопу за левое бедро, левую ногу согните в колене. Поместите левый локоть на внешнюю сторону правого бедра. Пальцами левой руки выполните мудру, соединив указательный и большой пальцы, а остальные вытянув (см. фотографию). Обхватите правой рукой тело, поместив правую ладонь на внутреннюю часть левого бедра. Поверните голову вправо. Взгляд направьте назад. На вдохе приподнимите и вытяните позвоночник, затем на выдохе усильте скручивание, втяните живот внутрь и вверх. Сохраняйте скрученную позу в течение шести циклов дыхания, затем расслабьтесь. Повторите скручивание в левую сторону.

22. Наклон к скрещенным ногам (Агнистамбхасана)

Сидя ровно, разверните правую ногу и согните ее в колене так, чтобы правая икра была развернута параллельно корпусу. Затем положите левую ногу на правую. При этом левая стопа должна выходить за правое колено, а левое колено быть на одной линии с правой стопой, находящейся внизу. Таким образом, из голеней и бедер формируется треугольник (а). Положите руки на пол перед собой. На вдохе тяните вверх грудную клетку, на выдохе округлите спину и наклонитесь к ногам (б). Удерживайте позу в течение шести циклов дыхания. На вдохе поднимите корпус вверх, высвободите ноги, поменяйте перекрест и выполните позу еще раз.

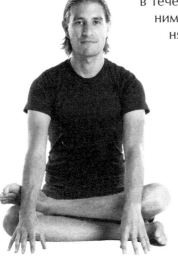

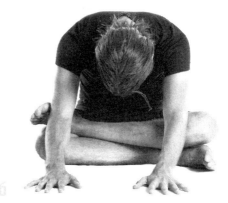

23. Дыхание океана (Удджайи пранаяма) с выполнением бандх

Сядьте так, чтобы вам было удобно, вытяните руки, положив их на колени развернутыми ладонями вверх, приподнимите грудную клетку. Закройте глаза, сформируйте мудру, или энергетический замок из пальцев (указательный и большой пальцы соединены, остальные пальцы вытянуты, продолжая линию рук). Сделайте продолжительный вдох (8 секунд), используя удджайи пранаяму, опустите подбородок на грудь, задержите дыхание на 5 секунд. Сохраняя позвоночник прямым, сделайте продолжительный выдох (8 секунд). Втяните живот внутрь и вверх. Опустите подбородок, поднимите грудную клетку и задержите дыхание на 5 секунд. Повторите сочетание четыре раза. Затем увеличьте продолжительность следующего вдоха до 12 секунд. Задержите дыхание на 8 секунд. Сделайте более продолжительный выдох (12 секунд). Теперь в паузе после выдоха опустите подбородок, поднимите грудную клетку, подтяните живот под ребра для одновременного создания удаяна бандхи, мула джаландхара бандхи на 8 секунд. Расслабьтесь, высвободите диафрагму, мускулатуру живота и гортани перед следующим вдохом. Повторяйте такой вариант дыхания для еще 10 дыхательных циклов, затем перейдите к первоначальному сочетанию: вдох — 8 секунд, 5 секунд — пауза, 8 секунд — выдох, 5 секунд — пауза. Повторите сочетание еще четыре раза. Для завершения пранаямы дышите в обычном ритме, наблюдая за спокойными вдохами и выдохами. Постарайтесь почувствовать гармонию и насытиться энергией жизни.

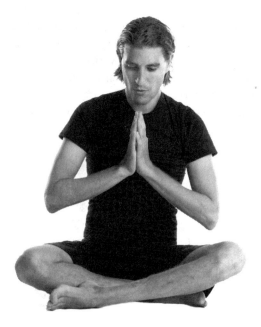

Завершение

Исходное положение: сидя, ноги скрещены. Соедините ладони перед грудью, закройте глаза. На вдохе поднимите руки через стороны вверх, соедините ладони. На выдохе опустите соединенные ладони к области сердца. Повторите дыхательный и двигательный циклы три раза. Ощутите открытость и готовность к началу дня.

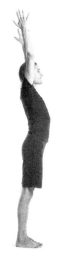

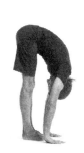

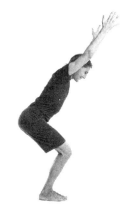

Подготовка дыхания
Поза горы

Наклон вперед
из положения стоя

Поза стула

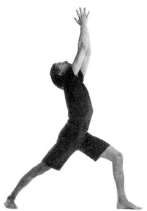

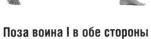

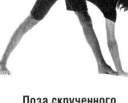

Приветствие солнцу
с выпадами (см. стр. 59)

Поза воина I в обе стороны

Поза скрученного
треугольника

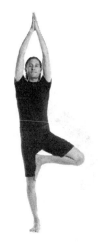

**Виньяса —
поза дерева
в обе стороны**

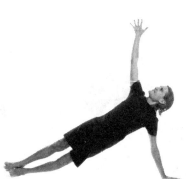

Виньяса — стойка на одной руке

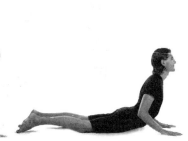

**Виньяса — поза кобры
(повтор 6 раз)**

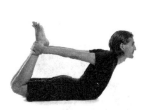

Поза лука

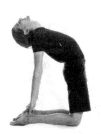

Поза верблюда

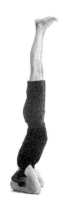

Стойка на голове

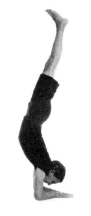

**Стойка
на предплечьях**

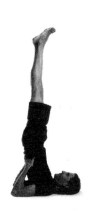

Стойка на плечах

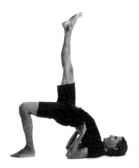

**Переход в мост
с опорой на одной ноге**

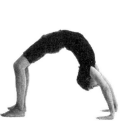

Поза колеса

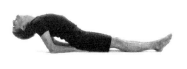

Поза рыбы

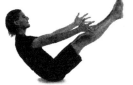

Поза лодки

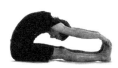

**Наклон вперед
из положения сидя**

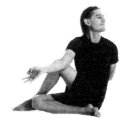

Скручивание в положении сидя с мудрой

Наклон к скрещенным ногам

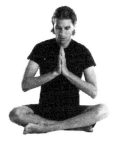

**Дыхание океана
с выполнением бандх (см. стр. 224)**

Завершение

7

Визуализация
и медитация

Основу этой книги составляют асаны, виньясы и простые пранаямы. Пранаямы — специальные дыхательные упражнения — выполняются в конце занятий для того, чтобы успокоиться и сконцентрировать внимание. Упражнения в этой книге просты и доступны большинству, ими можно пользоваться регулярно. Йога — древнее, богатое традициями учение. Все средства, методики и практики йоги созданы для того, чтобы вести здоровую и полноценную жизнь. В дополнение к описанию физических и дыхательных упражнений, составляющих большую часть утренних тренировок, я хотел бы показать способы использования мантр (звуков) и янтр (йогическая геометрия), а также методы визуализации и способы концентрации, которые помогут погрузиться глубже в самосозерцание.

Когда мы используем звуки и визуализации, йога помогает творчески выражать себя и развивать внутреннее видение. Я не считаю, что эти методики относятся к религиозным практикам или противоречат верованиям. Мантры, янтры и медитативная визуализация позволяют нам лучше понять нашу внутреннюю природу, а также те религиозные и философские идеи, приверженцами которых мы являемся.

Мантры и звуки

Сначала поговорим о простых мантрах, которые можно использовать при выполнении асан, пранаям и медитации. Мантры произносятся на санскрите, древнем языке Индии, на котором учение йоги передавалось от учителей ученикам в течение многих поколений до появления первых текстов йоги. Древние йоги, используя медитативные практики, создавали свой язык таким образом, чтобы каждый слог или звук, или бижа мантра, содержал то, что они называли основой вселенной. Мантры при произнесении создают вибрации, которые благотворно и мощно воздействуют на тело, ум и дух. Благодаря повторению мантр очищается ум, потому что эта практика требует концентрации. Произнесение мантр во время выполнения асан или в качестве дополнительной практики позволяет очистить и открыть ум. Существует множество мантр, в действительности — это целый раздел йоги. Но в этой книге мы рассмотрим лишь некоторые мантры для утренних занятий.

Основной мантрой является звук «Ом». Этот звук изображается знаком на рисунке 7.1, с которым многие из вас уже, возможно, сталкивались. Мантра «Ом» отражает бесконечность вселенной, объединяющей начало, середину и конец всего сущего. Этой простой мантрой мы признаем свою связь с непознаваемой бесконечной вселенной. Раньше йоги верили, что повторение «Ом» помогает устранить препятствия в познании внутренней природы.

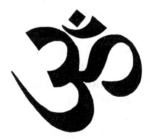

Рисунок 7.1. Символ «Ом». Перепечатано с разрешения М. Кирк и Б. Бун, 2004,
«Хатха-йога в иллюстациях» (Чампэйн, Иллинойс: Хьюман Кинетикс), 23.

Мы будем использовать еще одну мантру — «Сохам», которая переводится как «Я есть (я существую)». В комбинации с мантрой «Ом» она означает «Я есть все» или «Я есть все, все есть вселенная». Давайте рассмотрим простое упражнение, которое может быть выполнено с повторением мантр.

1. Сядьте и скрестите ноги, поднимите грудную клетку, ладони сведите перед грудью. Сделайте вдох.

2. Произнося «Ом», через стороны поднимите руки и соедините ладони над головой. Взгляд направьте вперед и вверх, сделайте вдох.

3. Начните декламировать «Сохам», опустите руки к области сердца, подбородок опустите к груди.

4. Повторите мантру и движения три раза. Затем расслабьтесь, соединенные ладони — перед грудью.

5. Опустите руки на колени, разверните ладони вверх, соедините указательный и большой пальцы. Закройте глаза, сделайте шесть циклов дыхания, декламируя про себя «Ом» на вдохе и «Сохам» на выдохе.

Для того чтобы обратиться к силе солнца, используется мантра «Сурья» (на санскрите «солнце»), произносимая как «Су-рья». Эта мантра может стать очень эффективным дополнением к утренним занятиям. Связь с жизнетворной, теплой энергией солнца именно в это время даст максимум положительных результатов. Используя то же упражнение, что мы рассматривали в этом разделе, замените мантру «Сохам» на «Сурья», декламируя «Ом сурья», что может быть переведено как «Я есть все, что есть солнце» или «Я ощущаю присутствие солнца в себе».

Кроме того, существует вербальный комплекс приветствия солнцу, состоящий из мантр. Каждая мантра такого комплекса соответствует одному цвету в спектре солнца. Это мантры Храм, Хрим, Хрум, Храим, Храум и Храха. Произнесение мантр может быть соединено с движением, входящим в комплекс приветствия солнцу, на коленях. Давайте попробуем выполнить упражнение, соединив его с повторением мантр.

1. Положите на коврик одеяло. Перейдите в упор на колени и ладони. На вдохе поднимите грудную клетку и посмотрите вперед.

2. Произнося «Храм» примите позу собаки мордой вверх (средней интенсивности), сделайте вдох.

3. Произнося «Хрим», подогните пальцы ног и перейдите в позу собаки мордой вниз. Сделайте вдох.

4. Произнося «Хрум», опуститесь в упор на руки и колени, направьте взгляд вперед и, поднимая грудную клетку, сделайте вдох.

5. Произнося «Храим», опустите таз на пятки, лоб на пол в позу ребенка. Сделайте вдох.

6. Произнося «Храум», поднимитесь в упор на руки и колени, поднимите руки над головой. Стоя на коленях, сделайте вдох.

7. Произнося «Храха», опуститесь в позу ребенка.

8. На вдохе поднимитесь на руки и колени. Начните связку сначала. Повторите комплекс с повторением мантр шесть раз.

И в завершение хотелось бы предложить вам еще одну мантру «Шанти», что означает «мир». Я считаю, что достижение внутреннего покоя и свободы является основной задачей. Если мы сможем привнести эти качества из тренировок в повседневную жизнь, то, возможно, это станет нашим самым большим вкладом в спокойствие окружающих, а значит, в спокойствие общества в целом.

Положительные изменения происходят в каждом из нас благодаря развитию самосознания, например с помощью йоги. После выполнения асан и пранаям попробуйте повторить «Ом шанти» три раза. Можно это делать про себя, а можно вслух. Произнесение мантры позволит достичь ощущение покоя перед тем, как подняться с тренировочного коврика.

Янтры и визуализация

Для того чтобы почувствовать связь между физической формой и потоками энергии вокруг нас, добавить глубины занятиям йогой и медитациям, можно использовать воображение, цветовое оформление и свет. Мысленное представление цвета, света и отдельных форм оказывает положительное воздействие на наши чувства. В ведических учениях говорится о большом количестве специальных знаков, называемых янтрами, предназначенных для отражения проявления различных энергий в природе и в нас. Самой простой, но самой полезной янтрой является пересечение равносторонних треугольников, представляющее равновесие противоположностей внутри нас и в природе. Треугольник, направленный вершиной вверх, представляет Шиву, или мужскую энергию. Треугольник, направленный вершиной вниз, представляет Шакти, или женскую энергию (см. рис. 7.2).

Практика асан и пранаям в хатха-йоге подразумевает осознание и установление равновесия этих двух противоположностей в нас. Энергия Шивы — энергия всепроникающая, устойчивая и формирующая основу. Энергия Шакти такая же мощная, но свободно текущая, животворная и расширяющаяся. Во избежание жестокости или диктаторских тенденций энергия Шивы должна быть уравновешена энергией Шакти. Также Шакти должна быть уравновешена энергией Шивы, поскольку Шакти может стать неконтролируемой, мощной, разрушительной, как ураган. При правильном балансе Шива и Шакти объединяются и уравновешивают друг друга. Отражением такого баланса является пересечение двух равносторонних треугольников. Центр треугольников, где достигается совершенный баланс сил, называется «бинду». В этом центре можно применять цветовую визуализацию. Для утренних занятий йогой точка бинду должна быть оранжевой или желтой, как свет солнца. Давайте попробуем провести простую медитацию с использованием янтры.

1. Сядьте в удобную позу со скрещенными ногами, руки на коленях, спину и руки выпрямите, ладони развернуты вверх, указательный палец соединен с большим.

2. Закройте глаза, переведите фокус внимания внутрь.

3. Представьте правильный круг, начерченный вокруг вас, включающий вас полностью от головы до пят.

4. Теперь представьте треугольник, развернутый вершиной вниз и вписанный в этот круг. Он отражает Шакти — женскую энергию. Сделайте четыре длинных вдоха, используя методику удджайи, представляя треугольник на вдохе.

5. Теперь добавьте в картинку треугольник, развернутый вершиной вверх, вписанный в круг и пересекающийся с первым. Сделайте четыре вдоха удджайи.

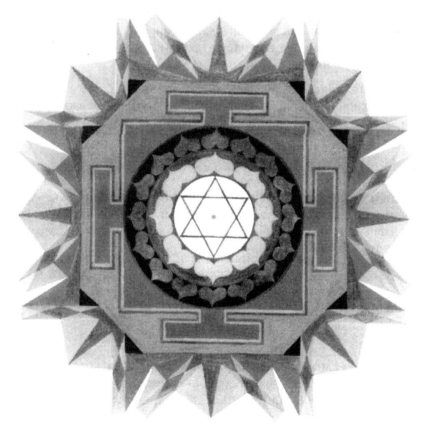

Рисунок 7.2. Треугольники Шивы и Шакти.
Иллюстрация Мелиссы Форбс.

Представляйте треугольник вершиной вниз в сочетании с усилением выдоха за счет втягивания нижней части живота внутрь и вверх.

6. Теперь представьте оба треугольника полностью уравновешенными внутри круга вокруг вас. Разделите внимание поровну между этими треугольниками, концентрируясь на вдохах и выдохах, выполняемых с использованием методики удджайи. Сделайте четыре цикла дыхания.

7. Успокойте дыхание, продолжайте концентрироваться на двух пересекающихся треугольниках, вписанных в круг. Добавьте в центр круга и треугольников элемент бинду. Он будет в зоне грудной клетки или сердца. Теперь представьте, что эта ярко-желтая или оранжевая точка и расширяется как солнце. Сохраняйте концентрацию в течение нескольких минут, представляя приток энергии солнца в район сердца. Бинду представляет точку идеального баланса двух треугольников, а также центр круга — элементов, формирующих янтру.

8. Когда вы почувствуете, что готовы, закройте глаза основанием ладоней. Осторожно надавливайте ладонями, расслабляйте лицо, старайтесь сконцентрироваться на цветах или формах, которые возникают перед внутренним взором.

9. Удерживайте позу в течение нескольких секунд, наблюдая и наслаждаясь игрой цвета и форм перед вашим внутренним взором, не напрягаясь.

10. Опустите руки и откройте глаза.

Простые практики, использующие звук и визуализацию, позволяют разнообразить и расширить методики, описанные в этой книге. Вы вольны комбинировать их в любом удобном порядке, не оглядываясь на заданные здесь связки. Главным чудом йоги является то, что вы получаете удовольствие и одновременно извлекаете пользу.

Медитация с использованием концентрации на дыхании

Возможно, самым сложным и эффективным элементом, который вы можете добавить к занятиям йогой, является простая медитация с концентрацией на дыхании. Для того чтобы прибегнуть к этому средству, необходимо просто сесть спокойно, так, чтобы было удобно. Можно сидеть со скрещенными ногами или на коленях, используя одеяла, кирпичи или подушки, или даже на стуле. Важно, чтобы было удобно удерживать неподвижную, спокойную позу в течение некоторого времени. Как только найдена удобная поза, выпрямите позвоночник, ладони в форме чашек разверните вверх и положите на колени, расслабьте лицо, перейдите на наиболее комфортный для вас тип дыхания. Закройте глаза, направьте взгляд под сомкнутыми веками вперед, постарайтесь почувствовать места напряжения или дискомфорта, постарайтесь мысленно расслабиться и избавиться от напряжения. Сконцентрируйтесь на дыхании, отмечая каждый выдох, плавно переходящий во вдох. Сохраняйте созерцательное сосредоточение в течение нескольких секунд, постепенно переводя внимание на спокойное течение мыслей. Переведите концентрацию на дыхание. При первой попытке такое созерцательное состояние может продлиться не более минуты, но с опытом вы отметите, что время медитации, а также получаемое удовлетворение будут возрастать. Медитация действительно может помочь вам расслабиться, зарядиться энергией благодаря очищению ума и его связи с настоящим моментом.

Использование средств в сочетании

Медитация и мантры, образы, а также созерцание дыхания увеличивают глубину воздействия утренних тренировок на нас. Концентрация на связи дыхания и тела, звуки и образы для тренировки ума — все это позволяет вырабатывать ощущение спокойной силы. Это ощущение является основой для понимания себя и других. Благодаря постоянным тренировкам мы придем к осознанию того, что здоровье тела связано с природой наших мыслей, а также нашим умением сохранять спокойствие во всех жизненных ситуациях. Начиная день с активной тренировки тела, дыхания, ума и духа, мы сможем в положительную сторону изменить свою жизнь, а также научиться радовать окружающих.

Указатель асан

Асаны, выполняемые из положения сидя

Наклон к скрещенным ногам: Агнистамбхасана
Поза лодки: Навасана
Поза сапожника: Бадха конасана
Расслабленная посадка со скрещенными ногами: Сукхасана
Наклон к колену в положении сидя: Джану Ширшасана
Наклон вперед из положения сидя: Пашчиматанасана
Скручивание в положении сидя: Ардха Шатсиендрасана

Асаны, выполняемые в положении стоя

Поза стула: Уткатасана
Поза танцующего Шивы: Натаражасана
Поза собаки мордой вниз: Адхо мукха шванасана
Стойка на ноге с удержанием в руке большого пальца ноги:
Уттхита хаста падангуштасана
Поза вытянутого бокового угла: Уттхита паршва конасана
Поза полумесяца: Ардха чандрасана
Поза горы: Тадасана
Боковой наклон вперед: Паршва уттанасана
Наклон вперед из положения стоя: Уттанасана
Наклон вперед с широко расставленными ногами:
Прасарита уттанасана
Поза планки: Чатуранга дандасана
Поза стола
Поза дерева: Врикшасана
Поза треугольника: Триконасана
Поза скрученного треугольника: Париврита триконасана
Поза воина: Вирабадрасана
Поза воина II: Вирабадрасана II
Поза воина III: Вирабадрасана III
Поза колеса: Урдва дханурасана

Вытяжения

Поза лука: Дханурасана
Поза кобры: Бхуджангасана
Поза стрекозы: Шалабхасана

Асаны для позвоночника

Поза моста: Сету бандхасана
Мертвая поза: Шавасана
Поза рыбы: Матсясана
Приведение коленей к груди: Апанасана
Подъем ног: Урдва падасана
Подъем ног вверх из положения лежа на спине:
Урдва прасарита падасана
Скручивание в положении лежа на спине: Джантхара париврита
Поза плуга: Халасана

Асаны с опорой на руки

Поза вороны: Бакасана
Поза собаки мордой вниз: Адхо мукха шванасана
Стойки на одной руке: Васиштхасана
Поза планки: Чатуранга дандасана
Поза стола
Поза собаки мордой вверх: Урдва мукха шванасана
Поза колеса: Урдва дханурасана

Асаны из положения стоя на коленях

Поза верблюда: Уштрасана
Поза кошки
Поза ребенка: Баласана
Поза голубя: Эка пада капотасана

Перевернутые асаны

Стойка на предплечьях: Пинча маюрасана
Стойка на голове: Ширшасана
Стойка на плечах: Сарвангасана
Мост с опорой и поднятыми вверх ногами: Випаритакарани

Об авторе

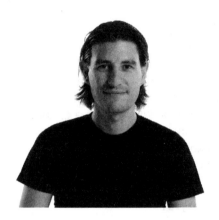

Зак Курланд работает в Нью-Йорке, где и живет с женой и сыном. Он является членом преподавательского коллектива центра йоги «ОМ», где занимается подготовкой инструкторов йоги, он также сертифицирован Ассоциацией Heart of Yoga, является членом Альянса преподавателей йоги и Международной ассоциации практиков йоги. Курланд постоянно расширяет свои познания в йоге и аюрведе, проходя обучение в США и Индии. Зак Курланд является автором многих статей, опубликованных в журналах Fit Yoga и Yoga Journal.

Более подробно с работой Зака Курланда вы можете ознакомиться на сайте www.zackkurland.com

Научно-популярное издание

ИДЕАЛЬНАЯ ФИГУРА

Курланд Зак

ЙОГА

САМОСТОЯТЕЛЬНАЯ ПРАКТИКА ДЛЯ НОВИЧКОВ И ПРОФИ

Главный редактор *Р. Фасхутдинов*
Руководитель направления *Т. Решетник*
Ответственный редактор *Н. Андреева*
Младший редактор *О. Степанянц*
Художественный редактор *В. Давлетбаева*
Технический редактор *О. Куликова*
Компьютерная верстка *Е. Мельникова*

В оформлении обложки использованы иллюстрации:
aninata, Snezh / Shutterstock.com
Используется по лицензии от Shutterstock.com

ООО «Издательство «Эксмо»
123308, Москва, ул. Зорге, д. 1. Тел.: 8 (495) 411-68-86.
Home page: www.eksmo.ru   E-mail: info@eksmo.ru
Өндіруші: «ЭКСМО» АҚБ Баспасы, 123308, Мәскеу, Ресей, Зорге көшесі, 1 үй.
Тел.: 8 (495) 411-68-86.
Home page: www.eksmo.ru   E-mail: info@eksmo.ru.
Тауар белгісі: «Эксмо»
Интернет-магазин : www.book24.ru

Интернет-магазин : www.book24.kz
Интернет-дүкен : www.book24.kz
Импортёр в Республику Казахстан ТОО «РДЦ-Алматы».
Қазақстан Республикасындағы импорттаушы «РДЦ-Алматы» ЖШС.
Дистрибьютор и представитель по приему претензий на продукцию,
в Республике Казахстан: ТОО «РДЦ-Алматы»
Қазақстан Республикасында дистрибьютор және өнім бойынша арыз-талаптарды
қабылдаушының өкілі «РДЦ-Алматы» ЖШС,
Алматы қ., Домбровский көш.,   3«а», литер Б, офис 1.
Тел.: 8 (727) 251-59-90/91/92; E-mail: RDC-Almaty@eksmo.kz
Өнімнің жарамдылық мерзімі шектелмеген.
Сертификация туралы ақпарат сайтта: www.eksmo.ru/certification

Сведения о подтверждении соответствия издания согласно законодательству РФ
о техническом регулировании можно получить на сайте Издательства «Эксмо»
www.eksmo.ru/certification
Өндірген мемлекет: Ресей. Сертификация қарастырылмаған

Подписано в печать 17.06.2019. Формат 70×100 $^1/_{16}$.
Гарнитура «Таймс». Печать офсетная. Усл. печ. л. 19,44.
Доп. тираж 3000 экз. Заказ № 6506

Отпечатано с готовых файлов заказчика
в АО «Первая Образцовая типография»,
филиал «УЛЬЯНОВСКИЙ ДОМ ПЕЧАТИ»
432980, Россия, г. Ульяновск, ул. Гончарова, 14

12+

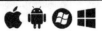
Москва. ООО «Торговый Дом «Эксмо»
Адрес: 123308, г. Москва, ул. Зорге, д.1.
Телефон: +7 (495) 411-50-74.   **E-mail:** reception@eksmo-sale.ru

По вопросам приобретения книг «Эксмо» зарубежными оптовыми
покупателями обращаться в отдел зарубежных продаж ТД «Эксмо»
E-mail: **international@eksmo-sale.ru**

International Sales: International wholesale customers should contact
Foreign Sales Department of Trading House «Eksmo» for their orders.
international@eksmo-sale.ru

По вопросам заказа книг корпоративным клиентам, в том числе в специальном
оформлении, обращаться по тел.: +7 (495) 411-68-59, доб. 2261.
E-mail: **ivanova.ey@eksmo.ru**

Оптовая торговля бумажно-беловыми
и канцелярскими товарами для школы и офиса «Канц-Эксмо»:
Компания «Канц-Эксмо»: 142702, Московская обл., Ленинский р-н, г. Видное-2,
Белокаменное ш., д. 1, а/я 5. Тел./факс: +7 (495) 745-28-87 (многоканальный).
e-mail: **kanc@eksmo-sale.ru**, сайт: www.**kanc-eksmo.ru**

Филиал «Торгового Дома «Эксмо» в Нижнем Новгороде
Адрес: 603094, г. Нижний Новгород, улица Карпинского, д. 29, бизнес-парк «Грин Плаза»
Телефон: +7 (831) 216-15-91 (92, 93, 94).   **E-mail:** reception@eksmonn.ru

Филиал ООО «Издательство «Эксмо» в г. Санкт-Петербурге
Адрес: 192029, г. Санкт-Петербург, пр. Обуховской обороны, д. 84, лит. «Е»
Телефон: +7 (812) 365-46-03 / 04.   **E-mail:** server@szko.ru

Филиал ООО «Издательство «Эксмо» в г. Екатеринбурге
Адрес: 620024, г. Екатеринбург, ул. Новинская, д. 2щ
Телефон: +7 (343) 272-72-01 (02/03/04/05/06/08)

Филиал ООО «Издательство «Эксмо» в г. Самаре
Адрес: 443052, г. Самара, пр-т Кирова, д. 75/1, лит. «Е»
Телефон: +7 (846) 207-55-50.   **E-mail:** RDC-samara@mail.ru

Филиал ООО «Издательство «Эксмо» в г. Ростове-на-Дону
Адрес: 344023, г. Ростов-на-Дону, ул. Страны Советов, 44А
Телефон: +7(863) 303-62-10.   **E-mail:** info@rnd.eksmo.ru

Филиал ООО «Издательство «Эксмо» в г. Новосибирске
Адрес: 630015, г. Новосибирск, Комбинатский пер., д. 3
Телефон: +7(383) 289-91-42.   E-mail: eksmo-nsk@yandex.ru

Обособленное подразделение в г. Хабаровске
Фактический адрес: 680000, г. Хабаровск, ул. Фрунзе, 22, оф. 703
Почтовый адрес: 680020, г. Хабаровск, А/Я 1006
Телефон: (4212) 910-120, 910-211.   **E-mail:** eksmo-khv@mail.ru

Филиал ООО «Издательство «Эксмо» в г. Тюмени
Центр оптово-розничных продаж Cash&Carry в г. Тюмени
Адрес: 625022, г. Тюмень, ул. Пермякова, 1а, 2 этаж. ТЦ «Перестрой-ка»
Ежедневно с 9.00 до 20.00. Телефон: 8 (3452) 21-53-96

Республика Беларусь: ООО «ЭКСМО АСТ Си энд Си»
Центр оптово-розничных продаж Cash&Carry в г. Минске
Адрес: 220014, Республика Беларусь, г. Минск, проспект Жукова, 44, пом. 1-17, ТЦ «Outleto»
Телефон: +375 17 251-40-23; +375 44 581-81-92
Режим работы: с 10.00 до 22.00.   **E-mail:** exmoast@yandex.by

Казахстан: «РДЦ Алматы»
Адрес: 050039, г. Алматы, ул. Домбровского, 3А
Телефон: +7 (727) 251-58-12, 251-59-90 (91,92,99).   E-mail: RDC-Almaty@eksmo.kz

Украина: ООО «Форс Украина»
Адрес: 04073, г. Киев, ул. Вербовая, 17а
Телефон: +38 (044) 290-99-44, (067) 536-33-22.   **E-mail:** sales@forsukraine.com

**Полный ассортимент продукции ООО «Издательство «Эксмо» можно приобрести в книжных
магазинах «Читай-город» и заказать в интернет-магазине: www. chitai-gorod.ru.
Телефон единой справочной службы: 8 (800) 444-8-444. Звонок по России бесплатный.**

Интернет-магазин ООО «Издательство «Эксмо»
www.book24.ru
Розничная продажа книг с доставкой по всему миру.
Тел.: +7 (495) 745-89-14. E-mail: **imarket@eksmo-sale.ru**

ISBN 978-5-699-84569-9

9 785699 845699 >